Mai 77

Herbert Wortmann

AF854924

Hans Leuenberger
Gesund durch Gift

Ein **X**-Buch

Hans Leuenberger

Gesund durch Gift

Neue Wege zu langem Leben

Deutsche Verlags-Anstalt
Stuttgart

ISBN 3 421 02639 4

© 1972 Deutsche Verlags-Anstalt GmbH,
Stuttgart
Alle Rechte vorbehalten
Umschlagentwurf: Klaus Dempel,
Stuttgart
Giftpfeile zur Verfügung gestellt vom
Linden-Museum, Gesellschaft für Erd-
und Völkerkunde, Stuttgart
Gesamtherstellung:
Deutsche Verlags-Anstalt GmbH,
Grafischer Großbetrieb, Stuttgart
Printed in Germany

56780119724321

Inhalt

Vorwort

Gesund durch Gift?

Der Buchtitel *Gesund durch Gift* und das in ihm enthaltene Versprechen erscheinen sicher manchem Leser als ein Widerspruch, obwohl er schon manches Medikament eingenommen hat, von dem er weiß, daß es in größeren Dosen eine lebensvernichtende Wirkung hat.
Wenn wir den Begriff des Quantums, also der Menge, wählen, das über Leben und Tod entscheiden kann, können wir von Giften als Medikamenten sprechen.
Zu den gefährlichsten Giften gehören Pfeilgifte, die vor allem in Afrika, Südamerika und Asien – aber auch in Europa – weit verbreitet sind – oder, was Europa anbelangt, verbreitet waren.
Das Schwergewicht des Buches liegt im Bereich dieser Pfeilgifte. Der Zufall brachte mich mit ihnen in Verbindung und veranlaßt mich auch, hier über meine Erlebnisse und Beobachtungen zu berichten, die ich einem Auftrag verdanke, den mir Wissenschaftler übertrugen. Als vor allem ethnologisch und botanisch interessiertem Reiseschriftsteller verhalf mir die Suche nach dem Geheimnis des stärksten afrikanischen Pfeilgiftes zu wertvollen Erkenntnissen, die ich hier gerne weitergebe.
Dafür, daß ich den Auftrag erhielt, danke ich vor allem Herrn Professor Dr. Tadeus Reichstein, dem Nobelpreisträ-

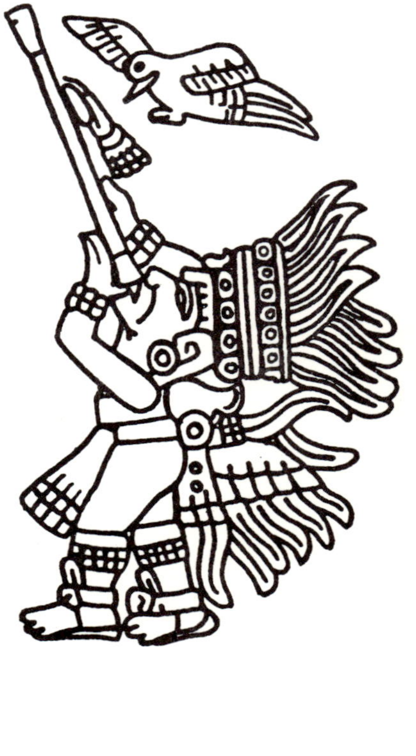

Mexikanische Hieroglyphen zeigen, daß im alten Mexiko Blasrohre als Waffe benutzt wurden. Als Gift diente der Milchsaft einer Wolfsmilchart und der Sandbüchsenbaum.

ger und Direktor des Organisch-Chemischen Instituts der Universität Basel, und dem Schweizer Botaniker Peter O. Bally, der am Coryndon Museum in Nairobi (Kenia) tätig war. Herr Professor Georges Peters, Direktor des Pharmakologischen Instituts der Universität Lausanne, gab mir viele wertvolle Hinweise. Professor Dr. med. et phil. Peter G. Waser stellte mir wertvolle Unterlagen über seine Curare-Forschung zur Verfügung; Veröffentlichungen führender Basler pharmazeutischer Unternehmen ergänzten dieses Material.

Mancher mag sich fragen, warum die Wissenschaft sich Außenseiter bedient, um zu wichtigem wissenschaftlichem Untersuchungsmaterial zu gelangen. Warum eigentlich nicht? Das Einsammeln von Wurzeln, Zweigen, Blüten und Früchten kann durch Fachleute überwacht werden. Fachkräfte, die im Heimatland unentbehrlich sind, müssen nicht auf oft beschwerliche Reisen gehen und sich dabei Tropenkrankheiten aussetzen. Ich habe viele Grabsteine auf Tropenfriedhöfen gefunden, die Namen bekannter Wissenschaftler tragen, die ihr Leben in den Tropen geopfert haben. Da ich als Reiseschriftsteller auch ohne diesen wissenschaftlichen Auftrag jene Gebiete besucht hätte, die ich dann »gezielt« aufsuchen mußte, war mein Opfer und vor allem das meiner Frau keine moralische Belastung für meine Auftraggeber. Dieses Buch soll vor allem zeigen, wie umständlich und abenteuerlich wissenschaftliche Forschung sein kann, nicht nur im Labor, sondern auch in der weiten Welt, die noch zahllose Geheimnisse birgt, die zum Wohl einer leidenden Menschheit zu ergründen sind.

Die Zunahme der Herzleiden in unserer rastlosen Welt hat die Wissenschaft im Dienst ihrer Bekämpfung äußerst stark angeregt. Viele der bis vor kurzer Zeit noch gültigen Auffassungen sind in Fluß geraten. Ich bin für weiterhelfende Kritik jedem Leser dankbar und bitte, sie mir über den Verlag zuzuleiten.

Hans Leuenberger

Zwischen Giftmischern und Jägern

Gift – kann alles sein

Wenn wir einen Meeresfisch in Süßwasser setzen – oder einen Süßwasserfisch in Meerwasser, dann gehen beide zugrunde. Für den einen ist das Süßwasser ein Gift und für den anderen das Meerwasser, von Ausnahmen abgesehen.
Wenn einem Menschen fünf Gramm Kochsalz je Kilogramm Körpergewicht injiziert werden, stirbt er. Salz ist in dieser Menge für den Menschen Gift.
Je nach Menge und Konzentration kann jede Substanz zum Gift werden. Manche dieser Substanzen sind in der Medizin von Nutzen, wenn sie in bestimmter Dosis angewandt werden. Darunter befinden sich viele, die in größeren Mengen zum Herzstillstand führen, während sie das Herz in kleinsten Mengen vor dem Stillstand bewahren können. Es entscheiden dabei Dosis und Konzentration, so daß Pharmazeut und Arzt von der Erfindung von Meßmethoden abhängig sind, die mit der Zeit entwickelt worden sind und noch werden. Die äußerst wirksamen Pfeilgifte, mit denen wir uns vorwiegend befassen werden, konnten von den Völkern und Stämmen, die sie verwenden, nie als Medikamente eingesetzt werden, ganz einfach, weil sie sie nicht zu dosieren vermochten, ohne daß sie möglicherweise zum Tod führten. Diese Feindosierung war unserer Wissenschaft vorbehalten.

Bei vielen Giftstoffen schwindet der ursprüngliche Gifteffekt mehr oder weniger rasch, wenn sie im Körper nicht angesammelt (kumuliert), sondern ausgeschieden werden. Es gibt natürlich auch Fälle, in denen der Körper aus irgendwelchen Gründen gegen bestimmte Stoffe überempfindlich (allergisch) wird, so daß ihre schädliche, giftige Wirkung gesteigert wird. Seitdem sehr wirksame harntreibende Mittel hergestellt werden, besteht die Gefahr eines Kaliumverlustes in erhöhtem Maß. Da Kalium ein unentbehrlicher Bestandteil jeder lebenden Zelle ist, können solche harntreibenden Arzneien Schaden anrichten.
Die Gifte Arsen und Blausäure werden medizinisch nicht mehr verwendet. Wird Blausäure – das am raschesten tödlich wirkende Gift, das wir kennen – zum Beispiel als Salz (Kaliumzyanid) in schlecht verkorkten Flaschen aufbewahrt, so verwandelt es sich in Kaliumkarbonat (also in Soda). Man darf sich fragen, ob Grigorij Rasputin (1872 bis 1916) am Hof des Zaren Nikolaus II. nicht große Mengen von »Sodawasser« eingenommen hatte und dies als robuster sibirischer Bauer verkraften konnte. Daß ihm dies gelang, brachte dem Wundertäter den Ruf der Unverwundbarkeit ein.
Manche Fachleute haben behauptet, daß auch »körpereigene Stoffe« unter

Umständen zu Giften werden können. In diesem Zusammenhang könnte man die sogenannte »Trommelsucht« der wilden Hasen erwähnen, die, wenn sie gefangen werden, mit ihren Pfoten auf den Boden trommeln – ein Symptom einer akuten Schilddrüsenüberfunktion (Hyperthyreose). Sie »schütten« auf diese Weise ihren Vorrat an Schilddrüsenhormon aus, der in dieser Konzentration zum Tod führen würde.

Auch nicht körpereigene Stoffe, sofern sie nicht während der ersten acht Monate des Wachstums im Mutterleib im Fötus vorhanden waren, können eine Giftwirkung erhalten. Der Körper wehrt sich gegen sie durch Bildung von Antikörpern. In neuerer Zeit wurden Kunststoffe entwickelt, die neutral wirken, also vom menschlichen Körper nicht abgestoßen werden (künstliche Blutadern, Herzklappen und anderes mehr). Wir begegnen hier auch dem Begriff »nützlich-schädlich« – also im letzteren Fall »giftig« in einem anderen Zusammenhang.

Die Wissenschaft hat versucht, durch Isolierung von Geweben und deren Beeinflussung durch bestimmte Substanzen tiefere Erkenntnisse zu gewinnen. Diese sind aber nicht unbedingt auf den Gesamtorganismus anwendbar, da mancher Stoff – beispielsweise Giftstoff – in einem Organ wenig Schaden anrichtet, um in einem andern erst wirksam zu werden.

Manche ungiftige Substanzen können durch Oxydation zu Giften werden, so etwa das Insektizid Parathion, das an der Luft zu Paraoxon wird. Deshalb wird für seine Anwendung vorgeschrieben, daß es »mit dem Wind« verteilt wird, also nicht gegen den Wind; denn sonst atmet der Bauer Paraoxon ein und wird vergiftet.

Diese Kenntnis hat gelegentlich zu Selbstmord bei Bauern geführt, die wissen, daß man nur »gegen den Wind« streuen muß, um sein Leben zu beenden. Ein viel besprochenes Gift ist das Nikotin. Es wirkt zuerst erregend auf die Schaltstellen (Ganglien) des selbsttätigen (autonomen) Nervensystems, um sie anschließend zu lähmen. Die lähmende Wirkung steigt mit der Dosierung an, so daß nur diese am Schluß noch wirksam bleibt. Stoffwechsel und Energieproduktion im Körper werden durch das vegetative Nervensystem geregelt. Es verbindet alle Zellen, so daß sie mit der Gehirnzentrale zusammenwirken. Diese Nerven reagieren sehr empfindlich auf Giftstoffe. Nikotin kann unter anderem zu einer verstärkten Sekretion von Adrenalin führen, das seinerseits das Tempo der Herztätigkeit stark zu steigern vermag (bis zu 300 Schlägen in der Minute!).

Eine »Geschichte der Vergiftungen«

Vor acht Jahrhunderten wirkte im maurischen Spanien Moses ben Meium oder Maimonides oder auch Mousa ben Obeid Allah (»Diener Gottes«) als Theologe, Philosoph und Arzt. Er wurde im Jahr 1139 in der damals größten Stadt der Welt, Cordoba, die eine Million Einwohner gezählt haben soll, geboren. Im Jahr 1164 floh er nach Ägypten, als Abd-el-Mumin-ben-Ali, maurischer König von Spanien, die Christen und die nicht zum Islam bekehrten Juden aus dem Land verwiesen hatte. Maimonides wurde Leibarzt Salah-ed-Din's, der den ägyptischen Thron bestiegen hatte. Maimonides verfaßte bald schon sein Traktat über die Vergiftungen, das er seinem Gönner, dem Kadi Fadhel, widmete. Böse Zungen sagen Maimonides nach, er habe in Ägypten für die Herrscher Gifte besorgt, mit denen diese unbequeme Gegenspieler ins Jenseits beförderten. Nachweisbar ist diese Behauptung allerdings nicht. Seine geschichtlichen Studien über die Vergiftungen, die sich vorwiegend mit der Behandlung Vergifteter befaßten, würden eigentlich das Gegenteil bestätigen: daß er nicht vergiftete, sondern Vergifteten helfen wollte, also als Arzt wirkte.

Maimonides teilt die Gifte in zwei Klassen ein: in solche, die Fieber erzeugen, und solche, die ein Kältegefühl hervorrufen. Nach Maimonides gehört das Gift der Vipern der ersten Gruppe an, das der Skorpione der zweiten. Ich wurde in Mexiko von einem Skorpion gestochen und kann bestätigen, daß ich ein Kältegefühl empfand. Ich hatte zuerst an einen Schlangenbiß geglaubt. Indianer, denen ich die Symptome beschrieb, sprachen sofort von Skorpionen. Unter den Indianern Mexikos und Guatemalas hörte ich immer wieder von »heißen« und »kalten« Nahrungsmitteln. Es gibt Fachleute, die diesen Überlegungen nachgegangen sind und die vermuten, daß die Indios empirisch herausgefunden haben, welche Speisen »erhitzen« und welche »abkühlen«. Vielleicht gibt es da noch ein Geheimnis zu ergründen: in dem Gleichgewicht von »kalt« und »heiß« in der Ernährung. Bei den Indios werden übrigens die Heilkräuter als »Nahrung« betrachtet und den Gerichten beigegeben.

Maimonides weiß vor allem über

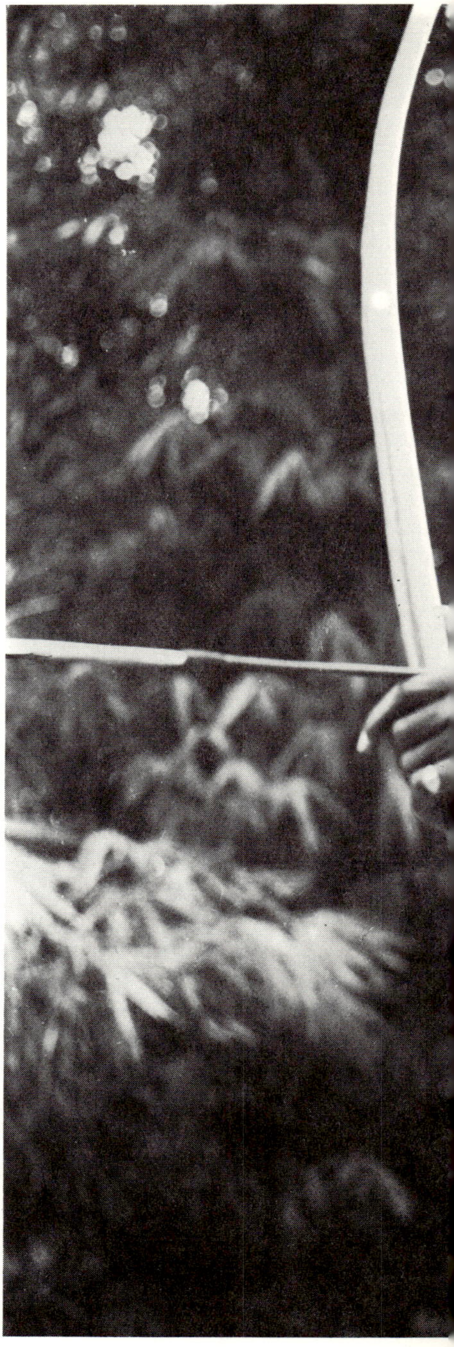

Der Elefantenjäger schleicht sich auf etwa sechs Meter an sein Opfer heran. Die teigige Giftmasse hinter der Pfeilspitze dringt so tief genug ein. Der Elefant bricht nach hundert Metern zusammen.

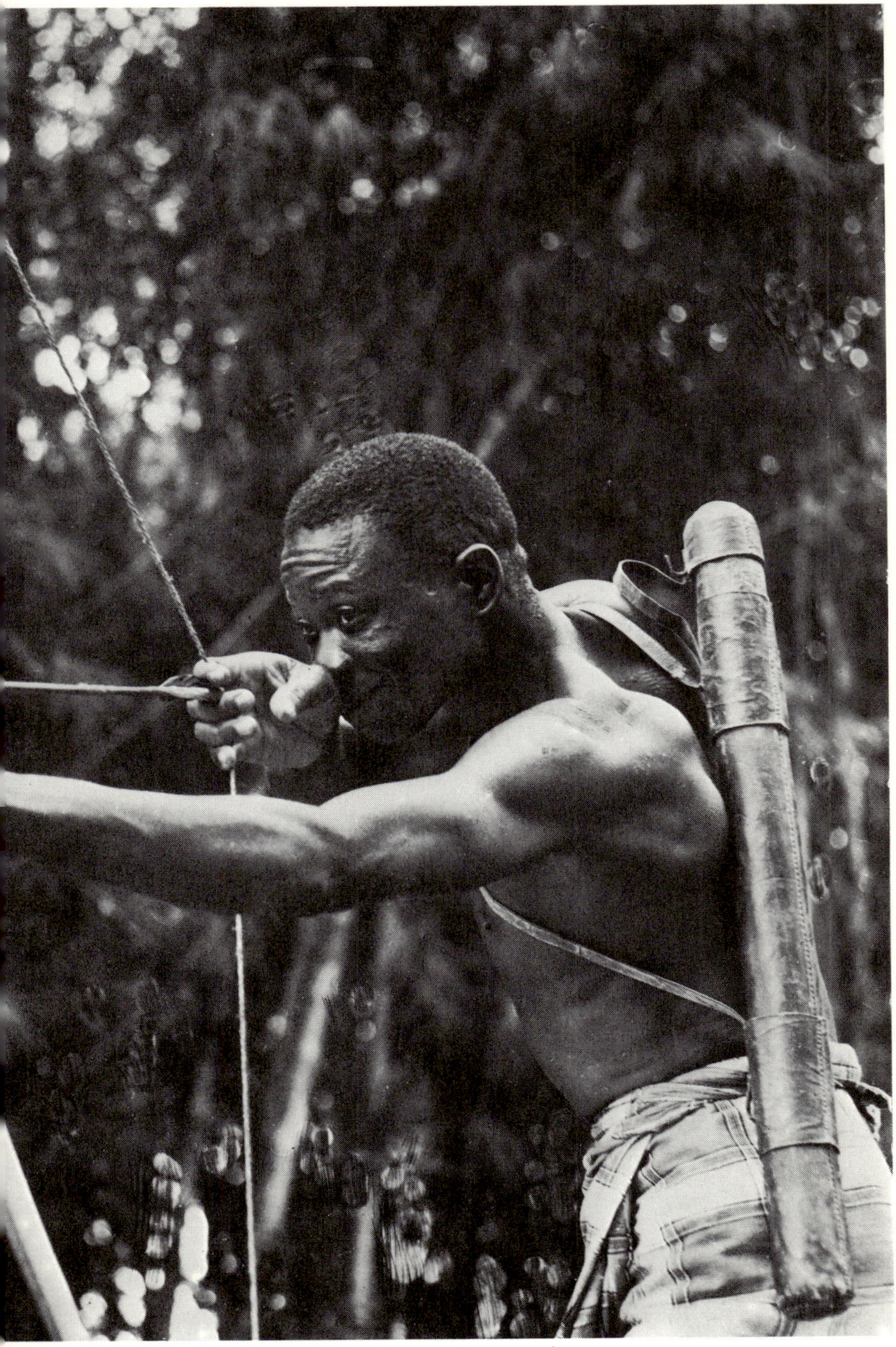

Schlangenbisse vieles zu sagen, lebte er doch in der Heimat mancher gefährlicher Vipern. Der Kranke dürfe auf keinen Fall einschlafen, empfiehlt er. Man müsse das gebissene Glied abbinden. Er spricht auch von Gegengiften, die er in zwei Klassen einteilt: die einen wirken durch ihre chemischen und physikalischen Eigenschaften und sind nur gegen einen Teil der Gifte anwendbar; die andern wirken gegen alle Gifte, ungeachtet ihrer chemisch-physikalischen Zusammensetzung.

Nach Maimonides hat der Speichel, bevor man seine Mahlzeit eingenommen hat, die Wirkung eines Gegengiftes gegen Schlangengift. Dabei ist die Wirkung des Giftes einer Schlange stärker, bevor sie gefressen hat. Der Speichel eines jungen Mannes sei als Gegengift viel wirksamer, wenn dieser eine Bißwunde aussauge. Hier darf man annehmen, daß junge Menschen einen eher noch intakten Darmtrakt haben, so daß eine Vergiftung über Wunden in die Blutbahn weniger in Frage kommt.

Maimonides behauptet, daß das Verspeisen bestimmter Organe die eigenen Organe, die diesen entsprächen, stärkten. Dieser Überlegung folgen heute noch etwa jene Leute in Frankreich, die sich Ampullen mit Leber- oder Nierenextrakt besorgen, im Glauben, daß diese für Leber- beziehungsweise Nierenleiden vorteilhaft wirken. In diesem Zusammenhang denken wir auch an die Zellulartherapie, über die die Wissenschaftler noch geteilter Ansicht sind. (In diesem Fall handelt es sich um Zellen aus Feten.)

Gegengifte

Die Gegengifte lassen sich in drei Klassen gliedern:

Chemische Gegengifte: Sie machen ein Gift durch eine gewöhnliche chemische Reaktion unschädlich. Unter anderem kann Blausäure durch Natrium-Thiosulphat in Rodansäure umgewandelt werden, die unschädlich ist.

Physiologische Gegengifte: Substanzen, die eine dem Gift entgegengesetzte Wirkung haben. Wenn beispielsweise ein Gift den Blutdruck auf lebensgefährliche Weise gesenkt hat, so kann Nor-Adrenalin diesen wieder erhöhen, ein Kreislaufmittel aus der Nebennierenrinde. Nor-Adrenalin ist dem Adrenalin chemisch nah verwandt, sein »Gegenspieler«, das wohl ähnliche Wirkungen auslöst wie Adrenalin, jedoch in gemäßigteren Grenzen. Es wirkt besonders auf den Blutdruck und die Herzkranzgefäße, nur nicht so abrupt und rasch einsetzend. Es eignet sich besser als Adrenalin zur Behandlung von oberflächlichen (peripheren) Kreislaufschwächen. Es wird auch bei der örtlichen Betäubung (Lokalanästhesie) als Zusatz verwendet.

Spezifische Gegengifte: Dazu gehören die Antihistamine, die Wirkungen aufzuheben vermögen, ohne selber eine Wirkung zu haben. Histamine werden als Wirkstoffe des Gewebes bei Entzündungen und Gewebszerstörungen frei und haben eine lähmende Wirkung auf die feinsten Blutgefäße (Kapillaren). Diese Histamine haben zur Folge, daß Blut leichter aus den Gefäßen austritt. Viele Hautkrankheiten und Allergien gehen mit einer vermehrten Durchlässigkeit der Gewebe einher. Man vermutet in diesem Zusammenhang einen schädigenden Einfluß der Histamine.

Gegen Pfeilgifte haben manche Völker und Stämme Gegengifte gesucht und auch gefunden. Als die Portugiesen erstmals mit den Indianern Brasiliens zusammenstießen, benutzten diese in ihren Angriffen Giftpfeile. Die Portugiesen beobachteten, daß getroffene Indianer im Urwald verschwanden, um später wieder aufzutauchen. Sie hatten dort vermutlich eine Pflanze gesucht, die ein Gegengift gegen Curare darstellt. Um hinter dieses Geheimnis zu kommen, verwundeten sie einen Indianer absichtlich mit einem Giftpfeil und folgten ihm in den Busch, wo sie beobachteten, welche Pflanze er benutzte, um die Giftwirkung einzudämmen oder sogar aufzuheben. Freiwillig hätte der Indio dieses Geheimnis nicht verraten. Magische Bindungen erlaubten es ihm nicht.

Europäische Pfeilgifte

Die europäische Geschichte berichtet von unzähligen Giftmorden, weniger aber von der Verwendung vergifteter Waffen – Pfeilen und Speeren. Lesen wir in Gottfried von Straßburgs *Tristan und Isolde* nach, so erfahren wir, daß noch zu Beginn des dreizehnten Jahrhunderts vergiftete Waffen verwendet wurden. Der junge Tristan erhält von Morolts vergiftetem (»gelüppetem«) Schwert eine Wunde, die nur die zauberkundige Isolde heilen kann:

»von wibe noch von manne
son wirdestu niemer gesunt:
du bist mit eime swerte wunt,
daz toe dic unde gelüppet ist.«

Als Gifte wurden vor allem Eisenhut, Germer, Veratrum, Oleander, Eibe, Stechapfel und Tollkirsche verwendet, abgesehen von Viperngift.

Schon Aristoteles konnte über die Verwendung von Giften durch die Kelten berichten, die sie vor allem zur Jagd verwendeten. Auch die Iberer bedienten sich solcher Gifte. Und Plinius erwähnte im selben Zusammenhang die Gallier und behauptete sogar, das Fleisch der durch vergiftete Waffen getöteten Wildtiere sei viel zarter.

Zuverlässige Chroniken beweisen, daß die Franken die vordringenden Römer im vierten Jahrhundert mit einem Regen von Giftpfeilen empfangen hatten, die sie aus dem Hinterhalt abschossen.

Die Goten brachten den Gebrauch der Giftanwendung in der Bekämpfung politischer Gegner mit in den Westen Europas. Die westgotische Königstochter Brunhilde verstand es, Sigibert und seinen Bruder Chilperich zu entzweien, weil dieser ihre Schwester Galsvintha verstoßen hatte, um die unfreie Fredegunde zu ehelichen. Fredegunde ließ Sigibert mit vergifteten Schwertern ermorden, als er kurz vor der Krönung durch die Franken stand. Fredegunde trachtete später, auch Sigiberts Sohn Childebert auf ähnliche Weise umbringen zu lassen. Sie hatte die Giftschwerter recht überlegt schmieden lassen. Sie enthielten viele Kerben, die mit Gift verschmiert wurden, das durch aufgerissene Wunden in größerer Menge in den getroffenen Körper drang.

Die Giftkenntnis muß weit verbreitet gewesen sein. In den Kapitularien der fränkischen Könige waren schwere Strafen für Leute vorgesehen, die sich vergifteter Pfeile bedienten. Die *Lex Bajuvorum* verordnete: »So jemand eines Andern Blut mit vergiftetem Pfeil vergossen hat, so erlege er zwölf Solidi.« Auch das *Salische Gesetz* schrieb vor: »Wenn jemand einen Anderen mit vergiftetem Pfeil durchbohren wollte und ihm eine Wunde beibrachte, soll er mit 2500 Denaren gestraft werden.« Mitte des zwölften und dreizehnten Jahrhunderts sorgten König Roger und Kaiser Friedrich II. für eine Gesetzgebung, die nicht nur die Verwendung von Giften, sondern schon deren Besitz mit dem Tod bestrafte.

Daß Kampfgifte noch zu Ende des

sechzehnten Jahrhunderts verwendet wurden, mag ein medizinisches Werk verraten, das im Jahr 1594 erschienen war und Anweisungen zur Behandlung von Wunden gab, die durch »vergiffte Schuss« entstanden waren. Mit Erstaunen lesen wir in einem am 27. August 1675 geschlossenen Abkommen zwischen den kriegführenden Deutschen und Franzosen folgenden Passus: »So soll auch hiermit ernstlich und scharff verboten seyn, sich keiner Drahtvergifften-gestirnten Kugeln zu bedienen.«

Die Vandalen, die bei Beginn der Völkerwanderung noch im heutigen südwestlichen Ungarn saßen und im fünften Jahrhundert von Iberien aus Nordafrika heimsuchten, benutzten vergiftete Wurfspeere. Waffengift war aber auch im Norden Europas üblich, wie Stellen aus dem ältesten angelsächsischen Heldenepos, dem *Beowulf,* aus dem achten Jahrhundert verraten. Dort wird von Schwertschneiden erzählt, die »mit Gift benetzt seien«.

Blicken wir ostwärts, so hören wir von Giftanwendung bei den Dakern, Dalmatinern und verschiedenen slawischen Stämmen, die sich im Bereich der unteren Donau nach dem Zusammenbruch des Hunnenreichs Attilas angesiedelt hatten. Der griechische Historiker Paulus von Ägina (siebtes Jahrhundert) teilte in seinem Werk über Chirurgie die Kriegswaffen und deren Verwundungen in vergiftete und nicht vergiftete ein.

Im neunten Jahrhundert schrieb der oströmische Kaiser Leo VI., der als Philosoph galt, daß die slawischen Stämme jenseits der Donau im Kampf um ihre Unabhängigkeit Wurfspeere mit vergifteten Spitzen benutzten.

Heinrich der Löwe wurde auf seiner Fahrt ins Heilige Land im Jahr 1172 in der Gegend des heutigen Belgrad von Serben angegriffen, die Giftpfeile benutzten. Einer seiner Knappen wurde das Opfer einer vergifteten Schußwunde. Friedrich Barbarossa erging es siebzehn Jahre später viel schlimmer. Als er auf seinem Kreuzzug die Save erreichte, fiel ein halbes Tausend seiner Knechte, die ausgeschickt worden waren, um Futter zu besorgen, den Giftpfeilen serbischer Angreifer zum Opfer.

Wenden wir uns dem Süden Europas zu, so stoßen wir in alten Chroniken auf Hinweise, die die Verwendung von Giftpfeilen und vergifteten Schwertern durch die Sarazenen erwähnen. Kaiser Otto II. soll bei den Kämpfen gegen die Sarazenen in Unteritalien durch einen Giftpfeil verwundet worden und an den Folgen der Vergiftung im Jahr 1483 gestorben sein – also ein halbes Jahr nach der Verwundung. Man darf in diesem Fall annehmen, daß der Tod nicht durch das Gift, sondern durch innere Verletzungen und deren Folgen verursacht wurde. Gifte werden vom Körper ausgeschieden, wenn er überlebt.

In Spanien scheint die Verwendung von Gift – vor allem aus weißem Nieswurz – für die Jagd noch während langer Zeit üblich gewesen zu sein. Das geht aus einem Bericht Kaiser Ferdinands hervor. Auch die Mauren benutzten noch zur Zeit Philipps II. Giftpfeile. Es scheint, daß auch die Waldenser (nach einer Chronik des Thuanus) Gift für Schwertschneiden, Messer und Bleikugeln verwendet hatten.

Bis ins späte Mittelalter hinein hat Europa sich vor allen anderen genannten Giften des Eisenhuts bedient.

Der Eisenhut

Der Eisenhut *(Aconitum)* gehört zur Familie der Hahnenfußgewächse. Wir kennen aus derselben Familie sehr gut die Butter- oder Dotterblume, die Pfingstrose, die Anemone, den Ritter-

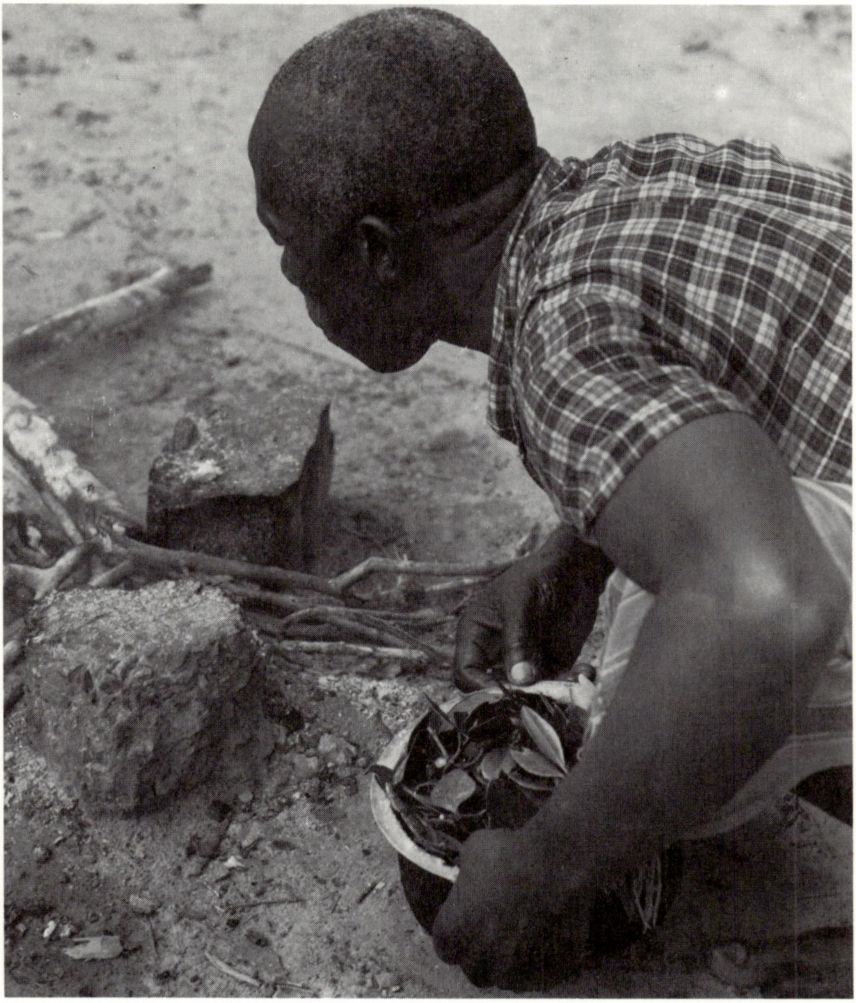

Der Magier setzt Zweige von Acokanthera in einem Gefäß auf das Feuer. Durch laufendes Hinzufügen von Wasser werden sie in vielen Stunden zerkocht. Es entsteht ein Brei, der, eingedampft, zu einer grünen, teigigen Masse wird.

sporn und unsere einzige europäische Liane, Clematis. Als sehr giftige Pflanze kommt noch der Nieswurz *(Helleborus)* hinzu.

Der blau-violette Eisenhut wächst als großer Strauch vor allem auf Alpwiesen aus Knollen alljährlich erneut. Er wird von allen Tieren gemieden, die sonst sogar Herbstzeitlose fressen. Seine äußerst starke Giftwirkung auf Herz und Atmung wurde natürlich früh entdeckt, so daß Aconitum zum wichtigsten Waffengift Europas geworden war. Und nicht nur Europas; denn eine noch stärkere Unterart, *Aconitum ferox,* wächst an den Hängen des Himalaya und findet sich sogar in Hokkaido (Yezo), der nördlichsten der japanischen Inseln, wo die Ainu ihr Gift heute noch für die Jagd auf Bären benützen.

Aconitum napellus, also unser Eisenhut oder Sturmhut, und *Aconitum lycoctonum L.,* als Wolfswurz oder Wolfstöter bezeichnet, sind die einzigen Arten auf europäischem Boden. Sie wachsen in großer Zahl in der Umgebung von Granada in Südostspanien, wo die Mauren nur zuzugreifen brauchten, als sie ihre Pfeile vergifteten. Es scheint, daß Eisenhutgift aus Nepal ein gesuchter Exportartikel des Landes war, der in ganz Indien Verwendung fand.

Die ersterwähnten zwei Unterarten von Aconitum wachsen besonders gut in jenen Gebieten, in denen die Waldenser lebten. Man vermutet im »Waldensergift« *(Thora Valdensis)* eben das Gift dieser Pflanzen. Deren Wurzel wurde eine zeitlang an einem feuchten Ort gelagert. Dann zerstampfte man sie und preßte aus der entstehenden Masse den Saft aus. *Aconitum napellus* hat zwei rübenförmige Wurzeln; *Aconitum lycoctonum* dagegen schwarzbraune mit Nebenknollen versehene Wurzelstöcke.

Wir fragen in diesem Buch nach Giften, die in der Medizin Anwendung fanden und finden. Wozu kann ein so starkes Gift wie es im Eisenhut gefunden wird, außer zum Töten, dienen? Aconitum enthält verschiedene Alkaloide; das bekannteste und giftigste ist das Aconitin. In der Pharmazeutik verwendet man die Tinktur aus der Wurzel und alkoholische Lösungen aus den Blättern gegen Husten, Zahnweh und Gesichtsneuralgien. Der fünfte Gehirnnerv – Drillingsnerv – ist der Hauptgefühlsnerv des Gesichtes. Er versorgt mit drei Ästen die Stirn, den Ober- und Unterkiefer. Neuralgien dieses Nervs können schwere Folgen haben, wenn sie auf der Hornhaut des Auges einen Bläschenausschlag hervorrufen. Die dadurch entstehende Trübung der Hornhaut kann so weit fortschreiten, daß die Folgen einer Erblindung gleichkommen.

Aconitin wird in der Pharmakologie weitergeführt, damit die Dosierungen unter Kontrolle bleiben, falls diese Substanz da und dort noch in Hustensirups und anderen Präparaten verwendet werden sollte. Seit 1955 wird Aconitin als Medikament aber kaum mehr erwähnt. In Frankreich wurde festgestellt, daß eine Aconitum-Tinktur von 0,1 Gramm je Liter bei einer eingenommenen Menge von 300 Gramm schon eine tödliche Dosis ist. Als maximale Dosis erwähnt die Arzneimittelkunde für Aconitin 0,25 bis 0,5 Milligramm während 24 Stunden. Ab einem bis zwei Milligramm nähert man sich schon der tödlichen Dosis. Dieses Aconitin hat eine sehr komplizierte chemische Zusammensetzung, so daß vermutlich schon aus diesem Grund damit wenig Laborversuche durchgeführt worden sind. Vielleicht wird die Wissenschaft später einmal darauf zurückkommen, wenn die Untersuchungsmethoden – womöglich über Ordinatoren – mehr Erfolg versprechen.

Als Vergiftungserscheinungen bei Eisenhut gibt die Pharmakologie folgendes an: Der Vergiftete verharrt bei vollem Bewußtsein in seiner Agonie. Er empfindet seinen Kopf als übermäßig groß. Die Agonie kann fünf Minuten bis eine Stunde dauern. Der Kranke hat Herzbeklemmen, Kältegefühl, Atemnot, verlangsamten Puls und Kribbeln im ganzen Körper. Diese Tortur kann sich in einzelnen Fällen über Stunden ausdehnen. Wir sehen, daß Giftpfeile, die mit

Eisenhutgift versehen waren, ein qualvolles – sich bewußt vollziehendes – Sterben versprachen. Es paßte zu den Marterkammern des Mittelalters und zu den Giftmorden in der Renaissance.
Aconitum hat sich – jedenfalls vorderhand – für die leidende Menschheit medizinisch nicht sehr nutzen lassen; als homöopathisches Mittel wird es bedingt verwendet.

Nieswurz

Diese mit der Herbstzeitlose verwandte Pflanze, die in unseren Alpen und bis hinein nach Asien wächst – und etwa eineinviertel Meter Höhe erreicht –, ist eine der ältesten botanisch genau umschriebenen Pfeilgiftpflanzen. Sie wurde in alter Zeit als *Helleborus albus* heute *Veratrum album* (weiße Nieswurz) bezeichnet. Plinius der Ältere erwähnte – wie gesagt –, daß die Gallier dieses Gift für ihre Jagden benutzten. Er nannte es »Elleborus«. Im Altertum wurde einmal eine ganze Stadtbevölkerung mit diesem Gift kampfunfähig gemacht. Kleisthenes ließ das Wasser der Stadt Cirrha wegleiten; und als die Stadtbevölkerung zu verdursten drohte, leitete er es wieder zu. Doch vorher hatte er Nieswurz in großen Mengen einsammeln lassen, mit der man dieses Trinkwasser verseuchte. Als die Bewohner von Cirrha davon tranken, stellten sich schwere Durchfälle ein, die ihre Kampfeskraft lähmten. Man hatte während längerer Zeit angenommen, daß die Spanier Eisenhutgift für die Jagd verwendeten. Es stellte sich später heraus, daß es sich um Nieswurz handelte. Man preßte bei Sommerbeginn die ganze Pflanze aus, präparierte das Extrakt, bis es zu Pulver wurde und bewahrte es in Rinderhörnern auf. Vor Gebrauch wurde das Pulver mit Wasser zu einem Brei verarbeitet, mit dem die Pfeilspitzen bestrichen wurden. Es gibt in Mitteleuropa und im Mittelmeergebiet etwa fünfzehn Unterarten von Nieswurz, die alle giftig sind. Es sind im deutschen Sprachbereich verschiedene Bezeichnungen, je nach Art, üblich: grüne Nieswurz, grüne Christwurz, Christianswurz; stinkende Nieswurz *(Helleborus foetidus)*, Läusekraut, Bärenfuß, schwarze Nieswurz, schwarze Christwurz, Christblume, Christrose, Weihnachts-, Winter- auch Schneerose. In Griechenland gibt es die *Helleborus purpurascens* mit rötlichen Blüten (statt den in Europa üblichen weißen oder grünlichen Blüten); im Kaukasus Arten mit weinroten Blüten. Manche dieser Arten werden bei uns auch als Gartenpflanzen gezogen!
Im Jahr 1960 wurde Helleborus (Veratrum) noch in den Listen der Apotheker geführt. Heute ist die Pflanze nur noch bei Tierärzten zu finden. Vermutlich ertragen nur noch Tiere die unangenehmen Nebenwirkungen dieses Giftes. Die Veterinäre verwenden die weiße Nieswurz, verbunden mit Strychnin und Salzsäure in Fällen, wo der Wiederkäuer-Mechanismus der Rinder versagt. Grundsätzlich sieht man in der Wirkung des Veratrins (Helleborins) eine Parallele zum Giftstoff des Eisenhuts. Man hat auch eine Substanz, das Helleboreosid, entwickelt, das eine dem Digitalin verwandte Wirkung haben soll.
Beschreibungen von Symptomen, die nach Verwendung mit Pfeilgiften entstanden und die nicht auf jene passen, die auf Eisenhut und Nieswurz zurückgehen, lassen darauf schließen, daß man in Europa auch Tropeine verwendete, die sich als Giftstoffe im Stechapfel *(Datura stramonium)*, in der Tollkirsche *(Belladonna)*, im Bilsenkraut und im Schierlingskraut finden. Man darf annehmen, daß, wer schon mit Giften hantierte, gerne experimentierte.

Asiatische Pfeilgifte

Der große indische Gesetzgeber Maniu verdammte schon vor über dreitausend Jahren die Verwendung von Giften in der Kriegführung. Der entsprechende Hinweis lautet aus dem Sanskrit übersetzt: »Ein Krieger darf niemals in einem Kampf gegen seine Feinde heimtückische Waffen verwenden, etwa Dolchstöcke oder mit Widerhaken versehene oder vergiftete Pfeile, so wenig wie brennende Wurfgeschosse.«

Als dann, im Jahr 1398, Timur-Lenk mit seinen Kriegern über den Hindukusch das Industal erreichte und vor Delhi auf die indischen Gegner stieß, erlebte er eine Überraschung. Er sah sich plötzlich hundertzwanzig Elefanten gegenüber, deren Stoßzähne vergiftete Schwerter trugen. Die Elefanten trugen eine Art Panzerhemden. Timur fand eine Lösung: Er jagte eine Herde von Büffeln, an deren Hörnern brennende Fackeln befestigt waren, gegen die Dickhäuter, die kehrtmachten und unter den heranrückenden indischen Kriegern Verwirrung anrichteten.

Die Inder verwendeten neben pflanzlichen Giften vor allem tierische Gifte wie Schlangengifte und tierische Fäulnisprodukte. Östlich des indischen Subkontinents taucht wieder der Eisenhut auf – als Unterart *Aconitum ferox*. In Burma wird der Eisenhut durch den Upasbaum *(Antiaris toxicaria)* abgelöst. Dieses Gift benutzen die Angehörigen des Volks der Naga im gebirgigen Urwaldgebiet des burmesisch-indischen Grenzlandes.

Auf dem Malaiischen Archipel und in Indonesien werden drei Pfeilgifte bevorzugt: allen voran steht *Antiaria toxicaria,* gefolgt vom Gift der *Thevetia neriifolia juss.* und von *Strychnos tieuté* (einer Unterart der Brechnuß). Strychnin, das in dieser Pflanze enthaltene Gift, ist äußerst wirksam. Es führt vor allem durch Lähmung der Atmungsmuskeln zum Tod. In genau dosierten, minimalen Mengen wird es in der Medizin bei nervösen Depressionen, bei Lähmungen und Kreislaufstörungen eingesetzt.

Die verschiedenen Pfeilgifte werden von den Malaien durchwegs mit der malaiischen Bezeichnung für Gift *Ipoh* genannt.

Besonders auf der Insel Sumatra ist auch die Bezeichnung *Upas* üblich. Die Pflanzen, die zur Pfeilgiftbereitung benutzt werden, wurden vor allem untersucht, als die Holländer etwa um 1742 als Kolonialherren in Indonesien auftraten, die das Pfeilgift als *Ipoeh* bezeichneten.

Der Hauptlieferant ist die *Antiaria toxicaria.* Der giftige milchige Saft wird durch Grätschnitt in die Rinde abgezapft. Die Bewohner Indonesiens und der malaiischen Halbinsel schrecken nicht davor zurück, den Bast der Antiaria zur Herstellung von Kleidungsstükken zu verwenden. Die junge geklopfte Rinde wird Monate hindurch in fließendes Wasser eingelegt, bis sie ihre Giftwirkung verloren hat. Ipoh werden noch die Säfte einer Dioscorea-Knollenpflanze und eines Amorphophallus beigegeben. Vermutlich sollen diese beiden Zusätze die Aufgabe haben, die vom Pfeil getroffene Stelle zu entzünden. Interessant ist dabei, daß auch in Ostafrika zum selben Zweck eine Dioscorea verwendet wird, wenn das Pfeilgift Ouabain ausgekocht wird. Dem Pfeilgift wird auch Guttapercha beigefügt, damit das Gift besser am Pfeil kleben bleibt. Diese Beimischung hat überdies die Wirkung, die Auflösungszeit des Giftes zu verlängern. Gegen Ipoh soll es einige Gegengifte geben, deren Untersuchung noch nicht gelungen ist (Hernandia, Ophioxylon, Alstonia).

Es ist erstaunlich, wie relativ wenig Finanzmittel zum Studium von Medizinalpflanzen zur Verfügung stehen, verglichen mit den Milliardenausgaben der großen pharmazeutischen Werke im Rahmen synthetischer Forschung. Für manchen Pharmazeuten, der vor einem Vierteljahrhundert seine Studien abschloß, scheint die Einschaltung der Rauwolfia das einzige pharmazeutische Ereignis aus dem Bereich der Pflanzenwelt gewesen zu sein. Man darf allerdings anfügen, daß das Alkaloid Reserpin, das aus dieser Pflanze isoliert werden konnte, zu einer der größten Wohltaten der Menschheit wurde. Als *tranquilizer* (Beruhigungsmittel) fand es in psychiatrische Kliniken Eingang und in die innere Medizin zur Behandlung des erhöhten Blutdrucks. Man darf annehmen, daß es noch viele Pflanzen gibt, die eine Untersuchung im Interesse einer leidenden Menschheit verdienten.

Im Zusammenhang mit Ipoh muß gesagt werden, daß je nach Gegend bis zu fünfzig Giftpflanzen in allerlei Kombinationen Bestandteil des Pfeilgiftes werden können. Dies mag zeigen, welchen schwierigen Aufgaben Wissenschaftler gegenüberstehen, die Analysen von Pfeilgiften aufgrund der erhaltenen Giftmasse vorzunehmen versuchen. Andererseits entdecken wir gleichzeitig ein erstaunlich entwickeltes technologisches Geschick bei sogenannten »primitiven« Stämmen und Völkern.

Die *Antiaria toxicaria* wurde vor allem für die Holländer ein Schreckgespenst, als sie sich anschickten, die indonesische Inselwelt zu besetzen. Bald entstanden phantastische Gerüchte über den Giftbaum. So hieß es, in weitem Umkreis wüchsen keine anderen Pflanzen, da sie durch giftige Ausdünstungen vernichtet würden. Dabei hatten die Einheimischen das »Unkraut« in der Umgebung der hochgeschätzten und wertvollen Giftbäume beseitigt, damit sie besonders gut gediehen und auch rasch im Urwald wiedergefunden wurden!

Es ist naheliegend, daß die Bevölkerung dazu neigt, so gefährliche Pflanzen oder auch Tiere – wie Schlangen – übertrieben darzustellen. Auch bei der Acokanthera Ostafrikas, die das Pfeilgift Ouabain enthält, hörte ich beinahe dieselben Geschichten, die – Tausende von Kilometern entfernt – in Indonesien über die *Antiaria toxicaria* angeboten werden. Etwa: »Kein Vogel überfliegt solch einen Baum, ohne tot niederzufallen. Um die Giftbäume herum finden sich zahlreiche Tierskelette von unvorsichtigen Wildtieren, die sich diesen Giftpflanzen versehentlich näherten.«

Die Kolonialbeamten, die Indonesien besetzten und verwalteten, sandten wahrscheinlich übertriebene Darstellungen in ihre holländische Heimat, damit man dort um sie besorgt war – und auch Lohnerhöhungen in Aussicht nahm.

In Holland diskutierte die Öffentlichkeit schon im Jahr 1666 über Nachrichten, wonach das Gegengift gegen Ipoh-Pfeilgift die Einnahme menschlicher Exkremente sei. Arme Kolonialbeamte! Im Jahr 1671 wurden die ersten Untersuchungen an diesem Gift durchgeführt. Es war behauptet worden, daß allein schon die Berührung des Giftbaumes beim Menschen zur Loslösung des Fleisches von den Knochen führe und daß daraufhin ein pestilenzartiger Geruch entstehe. Bei Versuchen mit Hunden zeigte es sich, daß diese nach sechs bis vierundzwanzig Stunden verendeten, ohne daß die Wundstellen übelriechend geworden waren. Ipoh war in Holland als »Makassar-Gift« bekanntgeworden, da es auf der Insel Makassar besonders auffällig verwendet wurde.

Mitte des achtzehnten Jahrhunderts wurde anhand einer Giftprobe im Britischen Museum festgestellt, daß sie

Kantharidin enthalte. Daß Gifte von Käfern beigemischt wurden, war nicht auszuschließen. Inzwischen wurde auch festgestellt, daß die Dajak Borneos wirklich Flügeldecken einer Lyttaart in ihr Pfeilgift mischen.

Im muselmanischen Indonesien entstand auch ein religiös verbrämter Mythos um das Pfeilgift. Gott habe auf Anraten Mohammeds den Baum erschaffen, damit durch sein Gift die sündigen Menschen bestraft würden. Der holländische Schiffswundarzt Försch erschien mit eigenen phantastischen Geschichten in den Niederlanden: Nach seiner Darstellung seien im Jahr 1776 im inneren Hof der Residenz des indonesischen Kaisers in Sura-Karta 13 »Beischläferinnen« wegen Untreue durch einen kleinen Stich in die Brust mit einer mit Ipoh vergifteten Nadel innerhalb von sechzehn Minuten umgebracht worden.

Der Resident der Ostindischen Kompanie wurde durch die Gesellschaft der Wissenschaften in Batavia beauftragt, den javanischen Kaiser um eine Erklärung zu ersuchen. Dieser behauptete, von einem Giftbaum keine Kenntnis zu haben . . . Es erstaunt uns nicht mehr, wenn um diesen Giftbaum weitere Legenden gesponnen wurden. Dazu verhalf sogar Darwin in *Botanic Garden* (1779):

»Fierce in dread silence, on the blasted heath,
Fell Upas sits, the hydra-tree of death.
So, from one root, the envenomed soil below,
A thousand vegetative serpents grow!«

Im Gegensatz zu Antiaria wurden noch giftigere Pflanzen Afrikas zu unersetzlichen medizinischen Hilfsmitteln einer ganzen Menschheit. Dies werden wir im Zusammenhang mit den Kapiteln über Digitalis, Strophanthus und Acokanthera erleben.

Wenig zugänglich waren die Chinesen den Pfeilgiften. Sie wußten die Pfeile genau aufgrund ihrer Verwendung zu bezeichnen. Es gab besondere Bezeichnungen für Pfeile, mit denen man auf Vögel schoß, für solche mit Haken, Bindepfeile mit Fackeln, Jagdpfeile, Pfeile mit einer seidenen Troddel an der Spitze für Signalzwecke und eben doch auch Giftpfeile *(Sa-shi)*. Die Chinesen übernahmen von den Vietnamesen Tonkings, also dem heutigen Nordvietnam, nicht deren Giftpfeile, sondern jagten Vögel wohl mit Blasrohren, aber mit unvergifteten Pfeilen. Nur auf der Insel Formosa (Taiwan) gab es den Manovastamm, der mit Gift versehene Bambusspitzen in den Boden einsetzte, um ihr Wohngebiet gegen Eindringlinge abzusichern. Unter den sehr wirksamen Pfeilgiften nordasiatischer Völker (Koriaken, Jukagiren, Tschuktschen) befindet sich wiederum der Eisenhut, der also vom Atlantik bis Kamtschatka reicht. Es ist auffallend, wie eine einzige Pflanze eine so entscheidende Rolle unter den Pfeilgiften zu spielen vermag. Wir dürfen noch überraschter sein, wenn wir erfahren, daß einige wenige Pflanzen allein die Eigenschaft haben . . . Herzmuskeln zu stärken.

Drogen für das versagende Herz

Der Begriff der Gesundheit

Im Bereich der Herzverpflanzungen hat sich eine halbe Welt nicht mit dem Begriff der Gesundheit, sondern mit dem Tod befaßt. Der Gehirntod wurde als gültiges Symptom des Todeseintritts bezeichnet, nicht der möglicherweise weitergehende Herzschlag und dessen Stillstand.

Ein Mensch darf sich als gesund bezeichnen, wenn er sich subjektiv wohl befindet, wenn er seine Lebensspanne zu verlängern vermag und wenn er seine Vermehrungsfähigkeit steigern kann.

Man ist aber noch zu einer zusätzlichen Erkenntnis gelangt:

Keine Funktion des vegetativen Lebens verträgt es, wenn man sich mit ihr persönlich befaßt. Man wird also, wenn man es trotzdem tut, seine Gesundheit schädigen.

Diese Auffassung ruft dort nach einem Verzicht auf Eingriffe in das menschliche Dasein, wo sie nicht unbedingt notwendig sind. Dabei bleibt immer noch offen, wann eine solche Notwendigkeit besteht und ob sie erkennbar ist. Wenn wir Substanzen, die in schon geringen Mengen Menschen töten können, als Medikamente einschalten wollen, müssen wir uns über das Ausmaß dessen bewußt werden, in dem dies überhaupt geschehen kann.

Ich habe in Nordostafrika unter hamitischen Nomaden eine Einstellung zum Dasein gefunden, die mich überraschte. Sie scheinen unseren Begriff »Gesundheit« gar nicht zu kennen, fühlend oder wissend, daß das Leben in ihrer äußeren Umwelt ein ständiger Kampf ist und ahnend, daß dieser Kampf sich in ihrem Körperinnern ganz einfach fortsetzt – so lange sie leben. Gesundheit wäre für diese Nomaden ein labiler Zustand zwischen gesund und krank, ohne daß je das eine oder andere für längere Zeit gälte. Wir haben in unserer Zivilisation schon einen Menschentyp geschaffen, der sich krank fühlt, auch wenn er es noch gar nicht ist. In manchen Fällen spricht man dann von »nervösen« oder von »psychischen« Erkrankungen. Wir alle kennen die gegenseitigen Einflüsse seelischer und körperlicher Vorgänge, so daß wir uns auf diese wenigen Hinweise beschränken können.

Die »Welt-Gesundheits-Organisation« (WHO) hat einen für die Menschheit gültigen Begriff der »Gesundheit« zu formulieren versucht. Dabei wurde das Wohlbefinden im Schoß der Gemeinschaft miteinbezogen. Diese Gemeinschaft hat die Aufgabe, dafür zu sorgen, daß die Individuen sich in ihrem Kreis wohl, gesund fühlen. Doch muß auch der einzelne sich darum bemühen, sich in die nun einmal vorhandene Gemeinschaft einzuleben. Ein Mensch ist also – nach den Grundsätzen der Welt-Gesundheits-Organisation – erst dann wirklich gesund, wenn er ein gesundes Mitglied einer gesunden menschlichen Gemeinschaft ist.

Herbert Spencer (1820–1903) führte den Evolutionsgedanken in die Soziologie ein, der in seinem Ausruf gipfelt, daß es so etwas wie eine physische Sittlichkeit gibt, daß Gesundheit nicht alles ist, jedoch alles nichts ist ohne Gesundheit.

Das, was wir als »Konstitution« bezeichnen, unser Erbgut, ist mit dem Begriff der Gesundheit natürlich nicht identisch. Wer sich Heroin in die Venen spritzt, sollte wissen, daß er in zehn Jahren nicht mehr unter den Lebenden weilt. Da kann ihm die beste Konstitution nicht mehr helfen. Diese wenigen Überlegungen im Zusammenhang mit dem Begriff der Gesundheit mögen den weiten Rahmen bilden, innerhalb dessen wir, entsprechend der besonderen Wirkungen der in diesem Buch zu behandelnden Gifte, vor allem auf die ungenügende Funktion mancher Herzen eingehen: auf die Herzinsuffizienz. Wenn es um eines der wichtigsten Organe des menschlichen Körpers geht, sind wir der Schöpfung dankbar, wenn sie uns ... Gifte zur Verfügung stellt, die wir in den Dienst eines verlängerten Lebens stellen können.

Versagende Herzmuskulatur

Gifte, vor allem Pfeilgifte, die zu Medikamenten für versagende Herzmuskeln geworden sind, werden gegen die Herzinsuffizienz eingesetzt. Denn nur diese können sie bei richtiger Dosierung beeinflussen.

Sie sind nur sehr indirekt bei der Behandlung eines Herzinfarktes wirksam. Ein Infarkt kann zu einer Beeinträchtigung der Herzmuskulatur führen. Wird diese durch eine Behandlung mit Digitalis oder Strophanthus in ihren Leistungen unterstützt, so ist damit die Ursache – in diesem Fall der Herzinfarkt – nicht beseitigt. Dieser verlangt eine andere Behandlung. Es geht hier darum, das Hindernis in den Kranzgefäßen zu beseitigen, das den Blutstrom unterbrochen hat.

Statt von Herzinsuffizienz können wir auch von »muskulärem Herzversagen« sprechen. Der Herzmuskel hat nicht mehr die Kraft, Blut in alle Gefäße (Adern) zu pumpen und alle Organe mit Sauerstoff und Nahrung zu versorgen. Wir kennen in der Medizin verschiedene Arten von Herzinsuffizienzen. Nach Operationen oder fieberhaften Erkrankungen kann eine sogenannte »Belastungsinsuffizienz« entstehen. Wenn das Herz das aus dem Körper zuströmende Blut, das mit Kohlensäure beladen ist, nicht mehr genügend rasch in den kleinen Lungenkreislauf pumpt, um es als sauerstoffbeladenes Blut wieder in den großen Blutkreislauf zurückzugeben, so spricht man von »Ruheinsuffizienz«. Es entstehen in diesem Fall Stauungen, die allerdings nicht von beiden Herzhälften ausgehen müssen. Man unterscheidet zwischen »Rechts-« und »Linksversagen« des Herzens. Eine schwere Linksinsuffizienz wird auf die Dauer fast nie allein auftreten, sondern mit der Zeit eine zusätzliche Rechtsinsuffizienz auslösen. Das Umgekehrte gilt jedoch nicht. Rechtsinsuffizienz löst meist keine Linksinsuffizienz aus. Unter »rechts« und »links« verstehen wir: Die rechte Seite des Herzens leitet durch einen Vorhof in eine seiner Kammern das mit Kohlensäure beladene, dunkelrote, venöse Blut aus der großen Hohlvene. Dieses Blut ergießt sich in den rechten Vorhof. Die Dreisegelklappe lenkt es in die rechte Herzkammer weiter. Von dort aus wird es durch die halbmondförmigen Klappen in die große Lungenarterie gepumpt. Aus der großen Lungenvene kommt sauerstoffreiches, hellrotes, arterielles Blut in den linken Vorhof, gelangt durch eine Zweisegelklappe in die linke Kammer, um wiederum durch eine halbmondförmige Klappe in die Aorta, also in die große Körperschlagader, transportiert zu werden.

Für das Herzversagen, also die Herzinsuffizienz, gibt es verschiedene Ursachen, die oft gleichzeitig, also kombiniert, auftreten können. Es leuchtet ein, daß eine dauernde Überbelastung des Herzmuskels – also ein mechanischer Vorgang – sein Versagen verursachen kann. So können Herzmuskelfasern durch Entzündungen vernichtet werden, zum Beispiel durch Myokarditis. Rhythmusstörungen gehören mit zu den häufigen Ursachen wie auch die übermäßige Beschleunigung des Herzschlags (Tachykardie) oder eine unerwünschte Verlangsamung (Bradykardie). Eine Entzündung des Herzbeutels kann ebenfalls ein Herzversagen hervorrufen, da sich die äußere Hülle des Herzmuskels verengt – das führt zu der sogenannten Herzbeuteltamponade. Wird der Herzmuskel durch einen Riß oder auch einen Stich verletzt, so gelangt bei jeder Kontraktion des Herzens Blut in den Herzbeutel, aus dem es keinen Abfluß gibt. Das führt zunehmend zu einem Überdruck im Herzinnern. Das Herz kann sich in diesem Fall in der Ausdehnung (Diastole) nicht mehr erweitern. Nur eine Operation kann den dadurch unweigerlich entstehenden Herzstillstand verhindern. Natürlich ist das Ausmaß der Verletzung für den Grad der Gefährlichkeit dieses Vorgangs entscheidend.

Wir sind noch nicht am Ende unserer Aufzählung der Gründe, die ein Versagen des Herzens verursachen. Ein Mangel an Nährstoffen oder auch Störungen, die ihre Verwertung blockieren – besonders im Fall von Vitaminmangel oder Überschwemmung mit Giften (Alkohol, Schlafmittel, Nikotin) –, können Ursache von Herzinsuffizienzen werden. Dazu kommen nervliche und hormonale Beeinflussungen.

Wenn die Hauptschlagader sich durch Ablagerungen an ihrer Innenwand oder durch Verkrampfungen (Spasmen) verengt, kann dies zu einer Vergrößerung der linken Herzkammer führen. Die Kranzgefäße erweitern sich nicht entsprechend, so daß die Versorgung des Herzmuskels mit Sauerstoff und Nährstoffen ungenügend wird. Wenn unglücklicherweise noch eine Entzündung des Herzmuskels dazukommt, gehen Herzmuskelzellen zugrunde, die nicht erneuert werden können. Wir sprechen dann von einer verstärkten Herzinsuffizienz.

Eine Hypertrophie, eine Ausdehnung der Herzmuskelzellen, bedeutet nicht, daß hier eine Vermehrung dieser Zellen stattfindet. Eine ständig überdehnte Muskelzelle ist viel weniger kontraktionsfähig. Mit anderen Worten: Sie erfüllt ihre Aufgabe nicht mehr vollständig. Die Überspannung der Herzmuskulatur bedeutet keine Leistungssteigerung – sondern das Gegenteil, ein Versagen, Insuffizienz.

Auch eine Kürzung der Füllungszeit setzt die Herzleistung herab. Dieser Vorgang wird vor allem bei Tachykardie, bei einer Beschleunigung des Herzrhythmus, festgestellt. Sinkt aber die Frequenz stark ab, so entsteht Bradykardie. Es ist offensichtlich, daß das sogenannte Schlagvolumen, die während einer Kontraktion des Herzens geförderte Blutmenge, nicht unbegrenzt erhöht werden kann.

Kommen mehrere dieser Ursachen zusammen, so kann das ganze Herz insuffizient werden. Eine der Folgen ist die sogenannte Zyanose: Lippen, Finger, Ohren, Zehen, die Körperhaut und die

Schleimhäute des Erkrankten färben sich bläulich. Bei Blutarmut (Anämie) stellt sich die Zyanose erst in einem fortgeschritteneren Stadium der Insuffizienz ein. Die sogenannte arterio-venöse Differenz, also das Verhältnis zwischen mit Kohlendioxyd und mit Sauerstoff beladenem Blut, verändert sich immer mehr zuungunsten des Sauerstoffs; und die Abfallprodukte werden immer unvollständiger eliminiert.

Der Körper versucht, den Sauerstoffmangel durch Zuführung einer größeren Zahl roter Blutkörperchen (die Sauerstoffträger sind) zu überwinden. Dadurch wird aber das Blut verdichtet, verdickt (seine Viskosität nimmt zu). Das Herz muß eine größere Anstrengung machen, dieses verdickte Blut bis in die feinen Haargefäße (Kapillaren) und die Arteriolen zu pumpen.

Erhöhter Blutdruck, ein Schaden an der Hauptschlagader, eine Entzündung derselben oder Verformung der Zweisegelklappe können für die linke Kammer zu einer unerträglichen Belastung werden. Solche Schäden sind meist für das »Linksversagen« des Herzens verantwortlich. Dessen Beginn wird leicht übersehen, da sie sich meist erst bei sehr hohen Anforderungen an das Herz zeigen. Nicht jeder ist ein Athlet, der solche Höchstforderungen immerhin von Zeit zu Zeit von seinem Herzen verlangt, das sich dann eben meldet, wenn es überfordert wird.

Wenn der arterielle Druck sinkt, so führt dies zuerst zu Stauungen im kleinen – also im Lungenkreislauf. Das Blut kann mit wachsender Schwäche nicht mehr aus den Lungen zurückgeführt werden. Es entstehen ein Stauungskatarrh und anschließend ein Lungenödem, eine Ansammlung von Wasser in der Lunge, die zum Erstickungstod führen. Eine zusätzliche Lungenentzündung kann diesen nur noch beschleunigen.

Die Insuffizienz des rechten Herzens allein ist selten. Sie entsteht nur bei Klappenfehlern des rechten Herzens. In allen übrigen Fällen ist sie die Folge einer Linksinsuffizienz. Erfaßt die Insuffizienz beide Herzhälften, so spricht man von einer Globalinsuffizienz. Bei einem »Rechtsversagen« werden schwere Stauungen in den Organen vor dem Herzen, also in den Venen (vor allem jenen des Halses), in der Leber, in den Nieren und im Magen festgestellt. Man spricht dann von einer Stauungsarthritis, einer Stauungsleber und von Stauungsurin, wenn die Nieren gestört sind.

Sowohl bei Rechtsinsuffizienz wie bei einem Globalversagen bilden sich ausgedehnte Wasseransammlungen, die zu Ergüssen in die Brustfell- und Bauchhöhle führen. Folgen sind Druckgefühl in der Magen- und Lebergegend, Übelkeit und Appetitlosigkeit. Die Leber kann stark vergrößert und hart werden. Leber und Nieren funktionieren nicht mehr normal. Dabei fühlen sich die Erkrankten an Global- und Rechtsinsuffizienz in der Ruhelage sehr oft beschwerdefrei! Erst eine höhere Belastung des Herzens verrät ihren wahren Zustand.

Sprengstoff oder Herzmittel?

Als Mittel gegen die versagende Herzmuskulatur bedient sich die Wissen-

Nicht jeder Magier ist so phantasievoll aufgeputzt. Mancher bleibt unscheinbar in zerschlissener Khakiuniform.

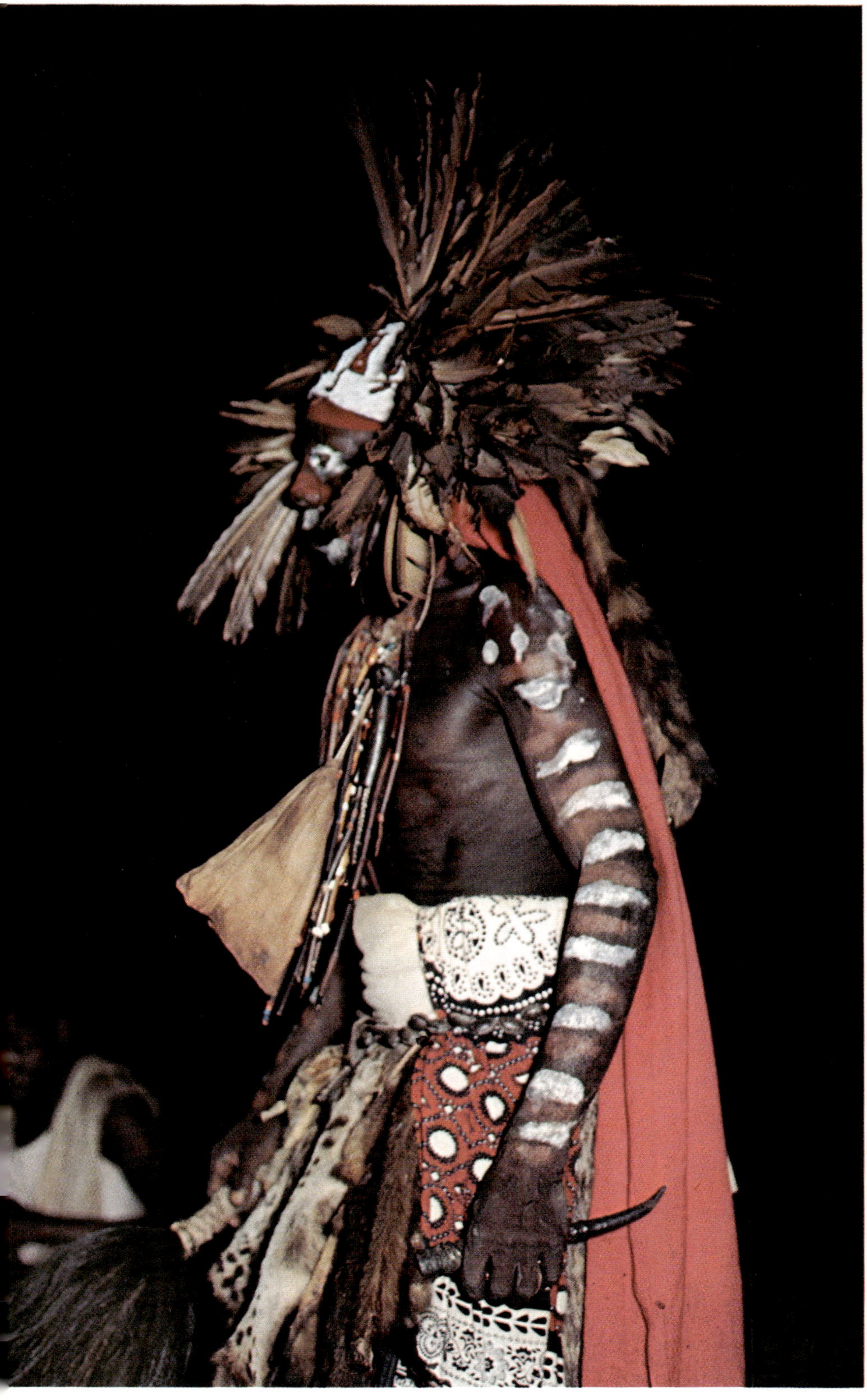

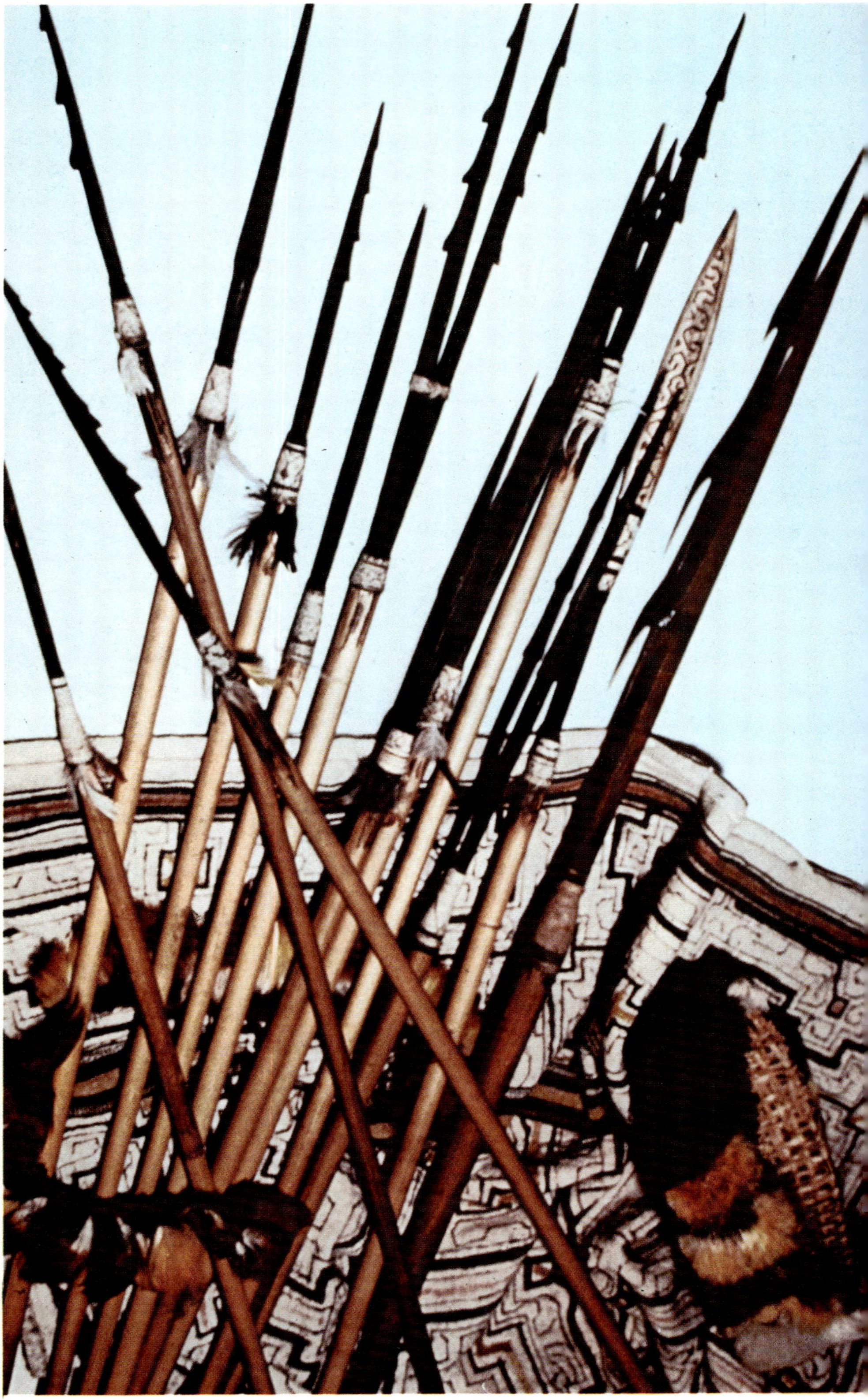

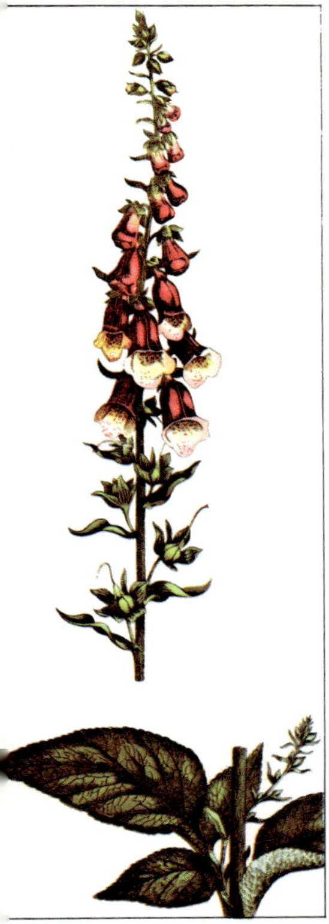

e Blätter unseres Finger-
tes sind immer noch der
auptlieferant für das
chtigste Herzglykosid.
r Oleander, der im Mit-
meerkreis wild gedeiht,
thält ein Glykosid von
wächerer Wirkung.

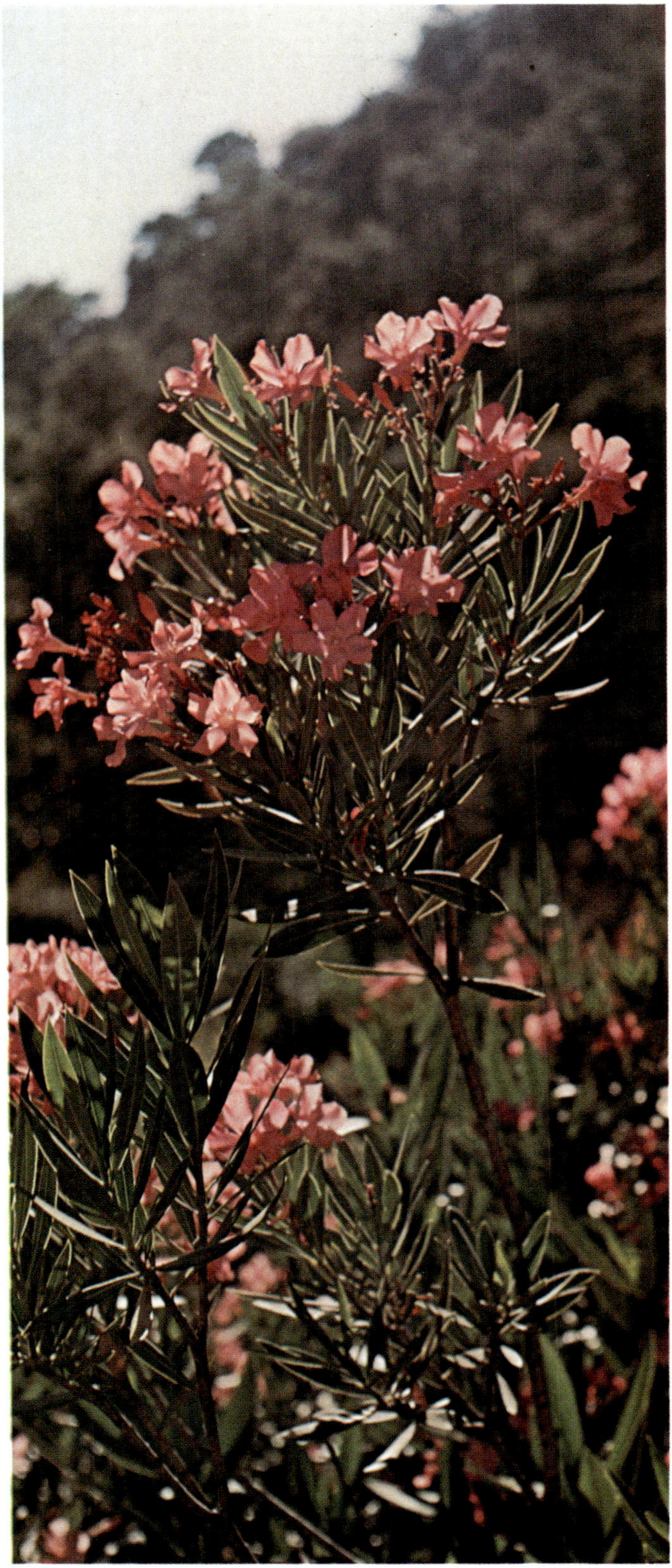

rare wird sowohl für Bo-
n- wie für Blasrohrpfeile
rwendet.

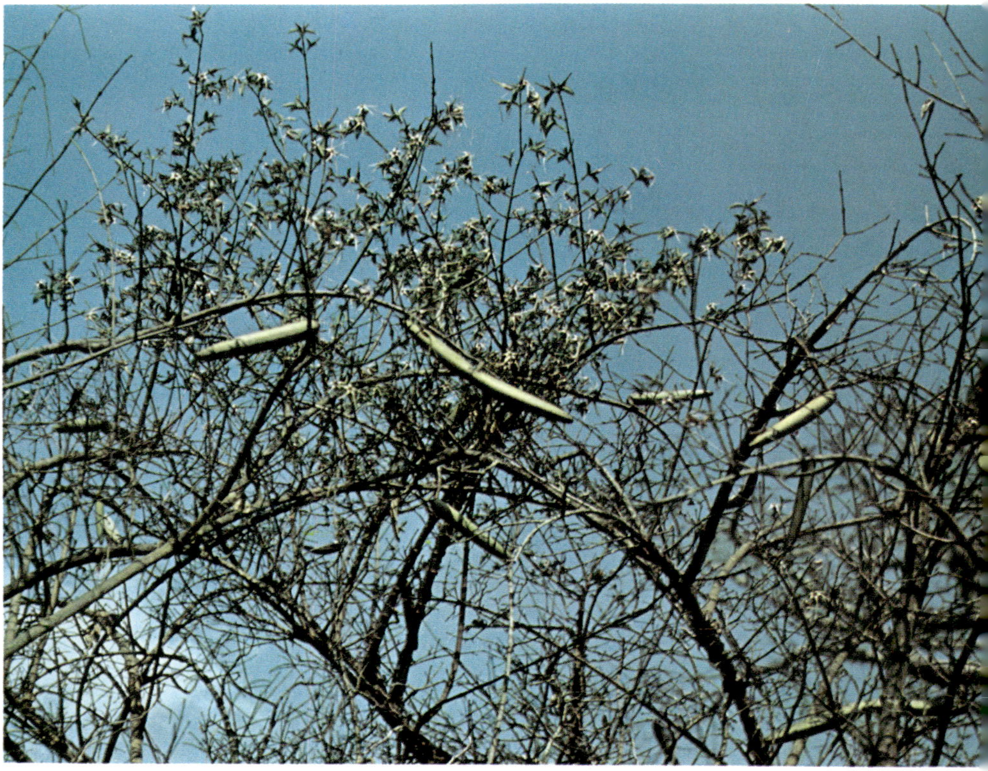

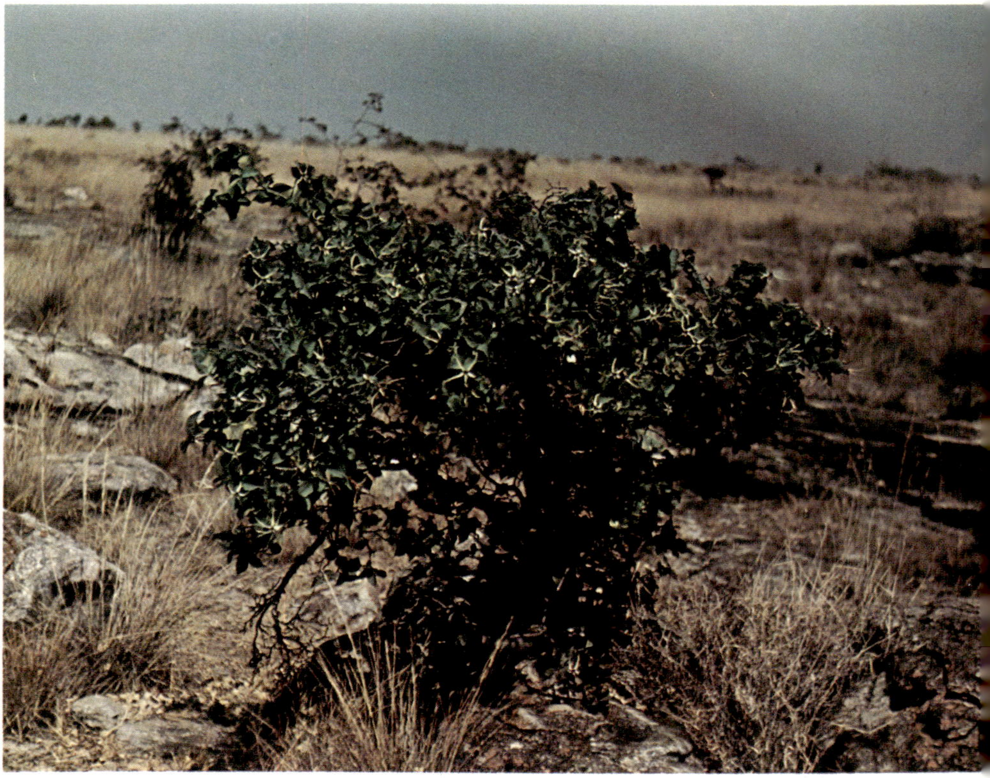

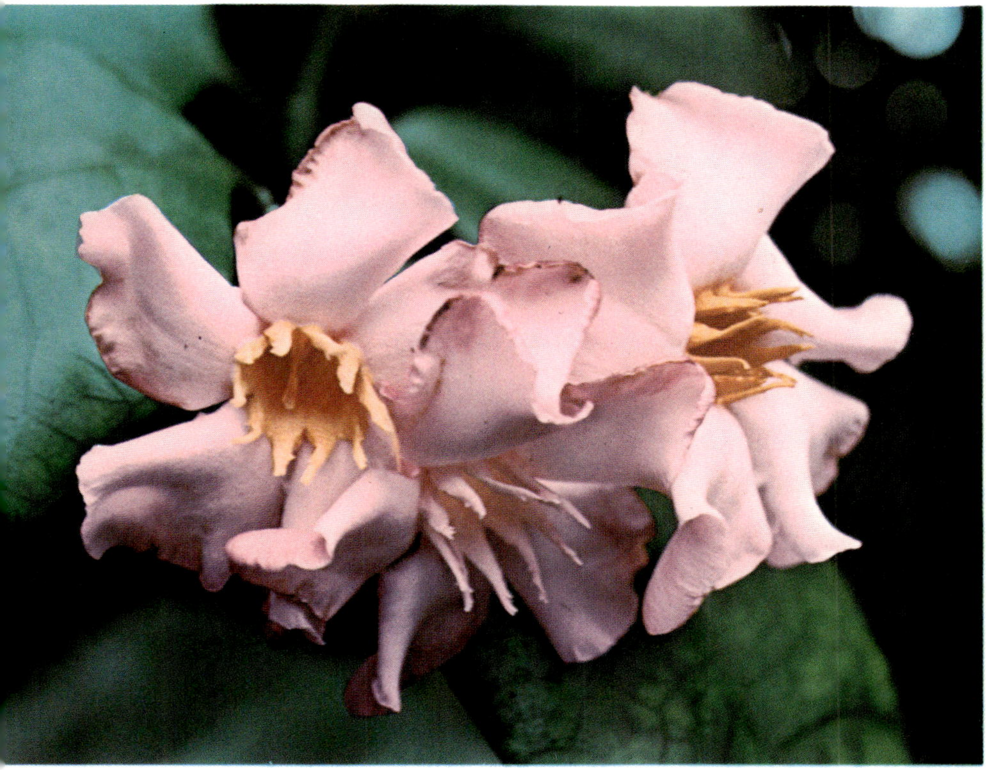

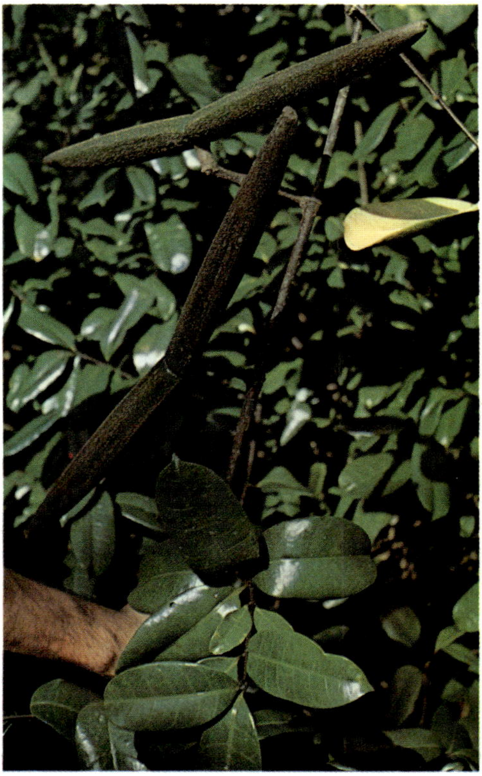

den Halbwüsten Angolas finden sich vor allem · strauchartigen Strophanthusarten (amboën- und schuchardtii).

ophanthus gratus dient in Ost- und Südost-ika als Pfeilgiftpflanze. Die Blütenfarbe kann iieren. Die Frucht hat die Form einer Doppel-ote. Die reifen Samen enthalten das Pfeilgift.

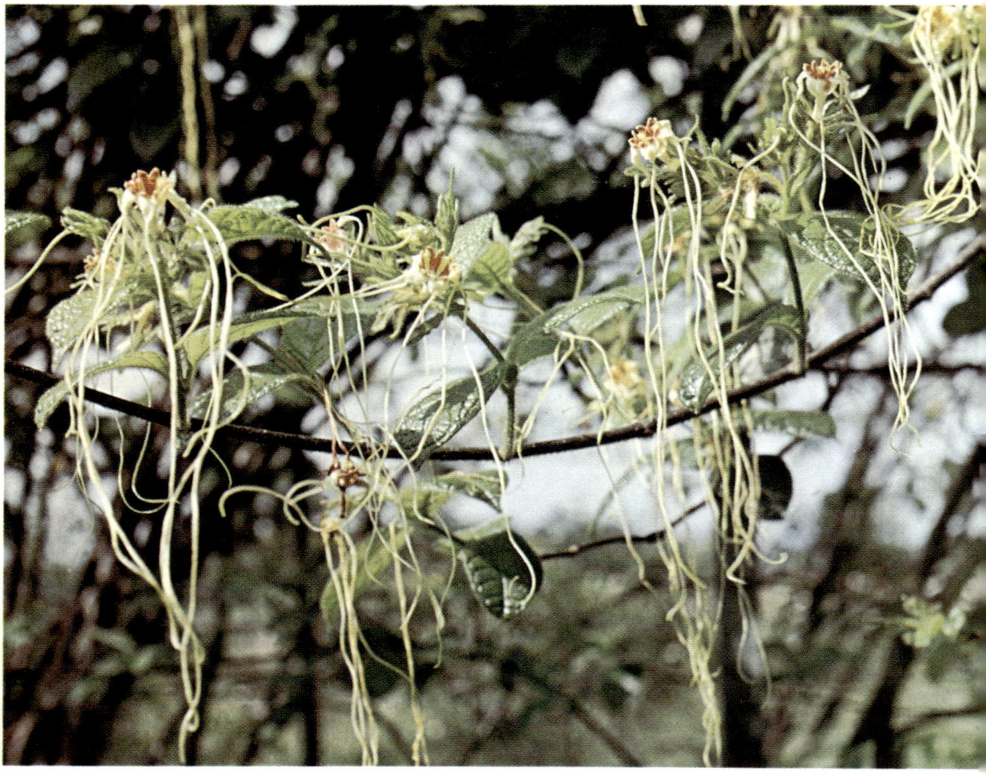

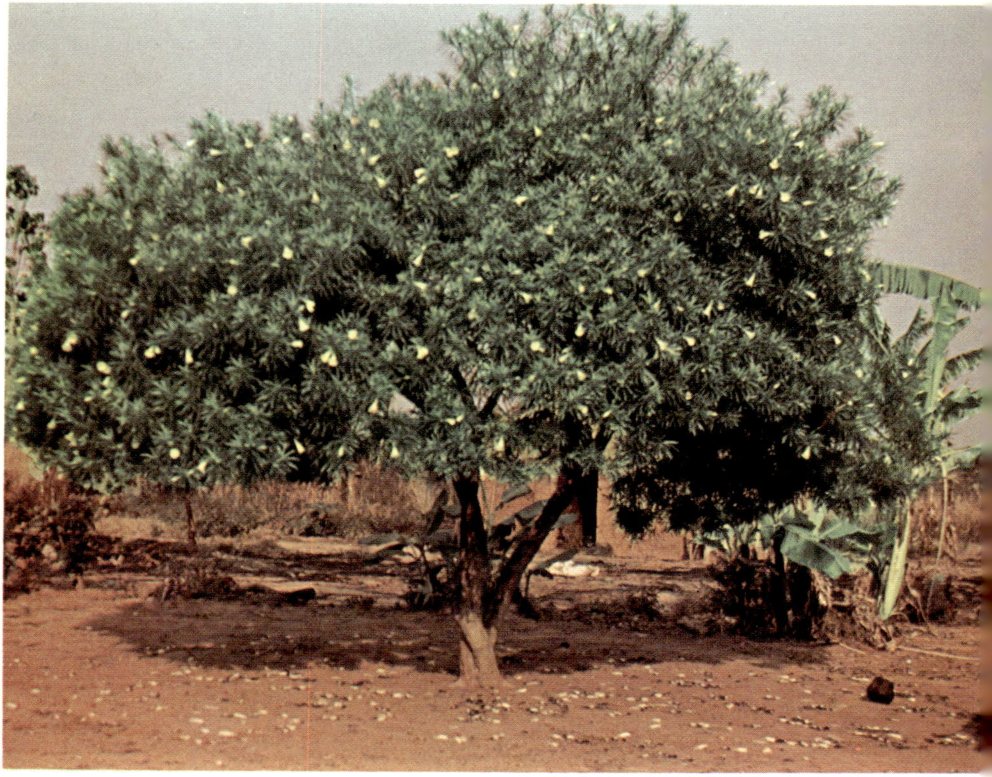

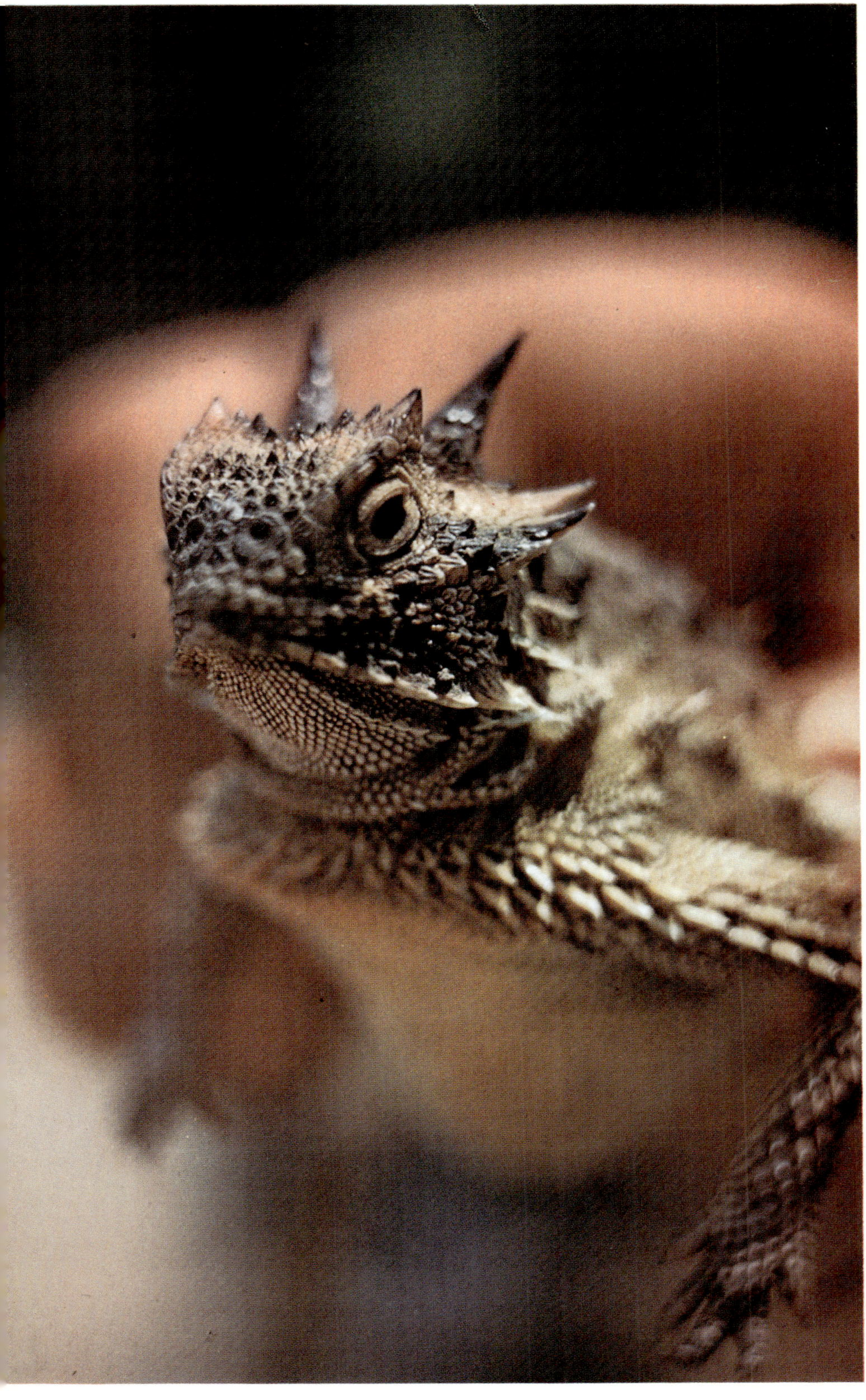

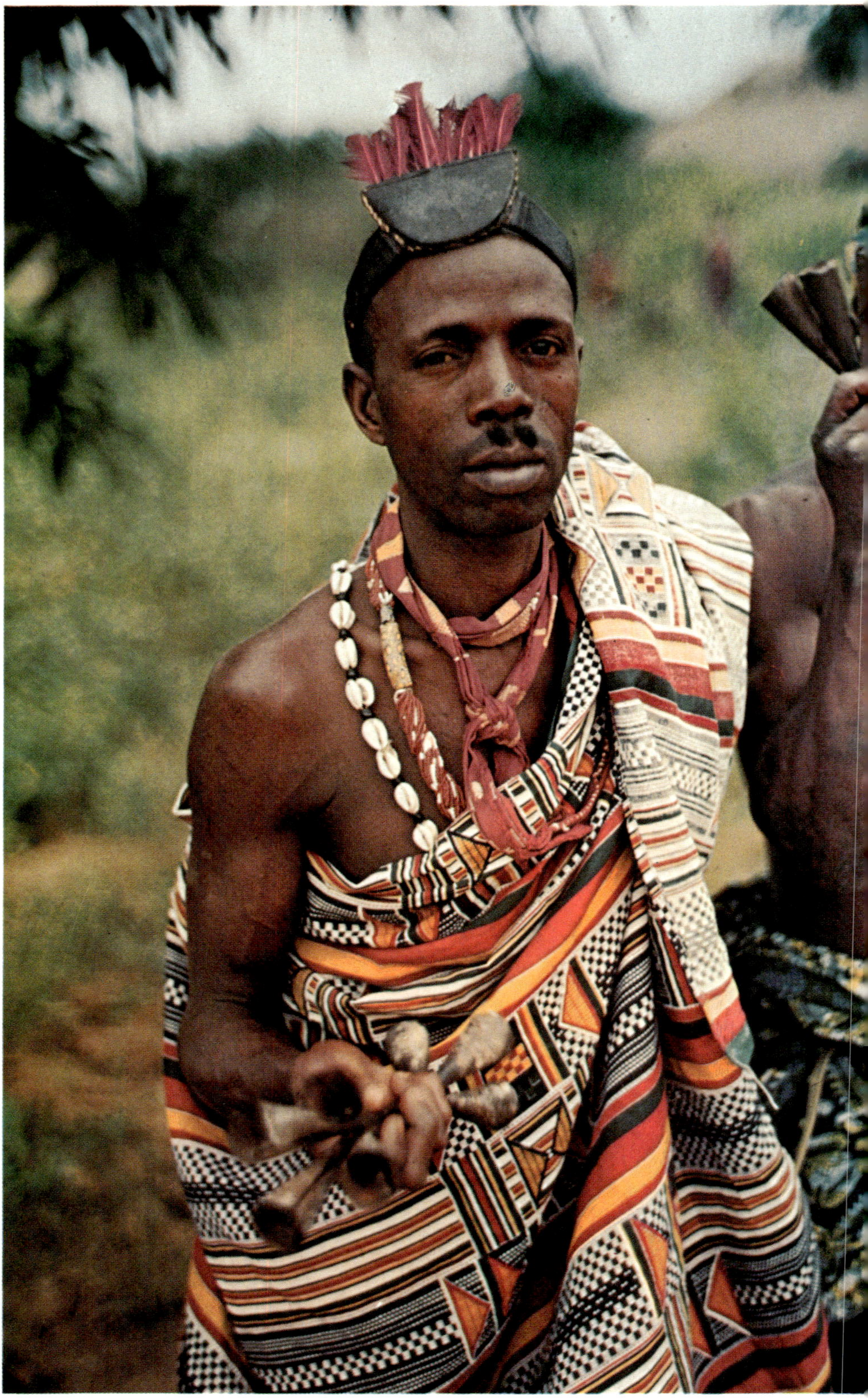

schaft auch eines ganz außergewöhnlichen Medikaments: Daß Nitroglyzerin in Verbindung mit Kieselgur das gegen Stoß unempfindliche Dynamit ergibt, das durch Initialzündung erst explosiv ausgelöst wird, entdeckte Alfred Nobel, der schwedische Chemiker (1833–1896). Daß Nitroglyzerin zu einem wichtigen Kreislaufmittel wurde und vor allem jenen Unglücklichen hilft, die an *Angina pectoris* leiden, verdanken wir dem dreiundzwanzig Jahre alten schottischen Studenten der Medizin, Thomas Lauder Brunton. Im Jahr 1844 wurde das Amylnitrit erstmals synthetisch hergestellt. Forscher fanden heraus, daß die Dämpfe dieser Substanz die Haargefäße dehnen können. Im Jahr 1867 erprobte der junge Student diese Substanz in Fällen von *Angina pectoris* bei einigen Patienten. Er stellte eine rasche Linderung bei den Leidenden fest. Zwölf Jahre später fand der englische Arzt William Murrell

Ihrer phantastischen Blüten wegen wurde die Giftliane Strophanthus hispidus sogar in Südostasien einmal als Gartenpflanze benutzt. Dort wächst schon der giftigste Baum, Thevetia nerifolia, der das gefährlichste Pfeilgift in Indien, Malaysia und Indonesien liefert (Seite 30).

Die Krötenechse aus dem Hochland Mexikos verspritzt aus ihren Augen, wenn man sie anfaßt, Blut. Es ist nicht giftig, wie manche Mexikaner behaupten (Seite 31).

Die Magier Westafrikas (im Bild aus Dahomey) wirken »zivilisierter« als ihre zentral- und ostafrikanischen Kollegen.

heraus, daß Nitroglyzerin, ein Ester der Salpetersäure und des Glyzerins, dieselbe Wirkung hat.

Heute verfügen wir über sogenannte Kaupillen, die in einer Zuckerhülle Nitroglyzerin in Gelatineform enthalten. Hat ein Patient, der an *Angina pectoris, Aortenstenose* oder Herzasthma leidet, einen Anfall, so zerkaut er sofort eine solche Pille. Das Nitroglyzerin wird von den Schleimhäuten des Mundes und der Zunge rasch aufgenommen und direkt ins Herz geleitet, also nicht über die Leber. Vor allem im Herzkranzgefäß entsteht die »Explosion«, die zur Erweiterung der Gefäße führt. Eine solche Kaukapsel enthält sehr kleine Mengen von Nitroglyzerin – 0,0008 Gramm. Seit einer Anzahl von Jahren stehen weitere Präparate zur Verfügung, vor allem, wenn es um längerdauernde Behandlung geht. Diese sogenannten Koronardilatatoren haben die gewünschte Nebenwirkung, daß sie die Bildung von Kollateralen anregen, von zusätzlichen kleineren Arterien, die das Blut, das in Herzkranzgefäßen gestaut wird, umleiten, um die bedrohten Gewebestellen des Herzmuskels mit sauerstoffhaltigem Blut zu versorgen. Solche Blutgefäße sind teilweise immer schon vorher vorhanden und können, wenn sie durch die genannten Medikamente erweitert werden, oft innerhalb kurzer Zeit einen Ersatz für verstopfte Adern bieten.

Die Nitropräparate haben den Nachteil, daß der Organismus sich sehr schnell an sie gewöhnt. Man sollte spätestens nach drei Wochen eine Behandlungspause einlegen. Mit Hilfe der Koronardilatatoren ist dies auch möglich. Kommt es trotzdem zu einem neuen Anfall, so sprechen die Herzkranzgefäße wieder auf die Nitropräparate an.

Auf der Suche nach neuen Wegen zu langem Leben haben wir uns hier auch einer Substanz gewidmet, die kein Gift ist, die aber in gewissen Zusammenhängen Brücken sprengen kann.

Giftige Bakterien werden Helfer

Wenn wir von Giften reden, die zu Heilmitteln wurden, so dürfen wir die Bakterien nicht übersehen. Zu dieser Gruppe gehören die normalerweise äußerst gefährlichen Streptokokken. Diese Bakterien werden in großen Behältern in Tausenden von Litern Nährlösung regelrecht gezüchtet. Sie scheiden als Stoffwechselprodukt Fermente (Enzyme) aus, die durch ein recht kompliziertes Verfahren aus der Nährlösung gewonnen werden können.

Ein in reiner Form hergestelltes Ferment aus dieser Nährlösung wird als Streptokinase bezeichnet. Es hat die Eigenschaft, in vielen Fällen entstehende Blutpfropfen (Thromben) – also das Fibringerinnsel, aus dem sie bestehen – aufzulösen. Diese Therapie, auch Fibrinolyse genannt, ist besonders wichtig mit Blick auf den Herzinfarkt, der durch eben diese Thromben ausgelöst wird. Die neue Methode der Fibrinolyse setzt voraus, daß der Patient möglichst rasch in die Hände eines entsprechenden Spezialisten gelangt.

Diese Verwendung gefährlicher Bakterien im Dienst an leidenden Herzen veranlaßt uns, kurz auf den Herzinfarkt einzugehen, der »Krankheit unserer gehetzten Zeit«.

Ein Herzinfarkt kann sich beispielsweise aus einer *Angina pectoris* entwickeln. Er kann aber ebenso sehr blitzartig eintreten. Ist letzteres der Fall, so darf man annehmen, daß Schädigungen schon vorhanden waren, nur daß sie nicht bemerkt wurden. Einen Herzinfarkt erkennt man an folgenden Symptomen: In der Herzgegend setzen schlagartig Schmerzen ein. Sie können in den Rücken, Nacken, Arm, Kehlkopf und Oberbauch ausstrahlen. Todesangst und starke Beunruhigung sind eine Folge. Im ganzen ist der Infarkt einem schweren *Angina-pectoris*-Anfall sehr ähnlich. Nur daß der Infarkt intensiver ist und viel länger dauert – oft während Stunden oder Tagen. Wie ist diese Krise entstanden? Ein Pfropf hat eine Koronararterie oder einen ihrer Äste verstopft. Die von diesem Gefäß bisher versorgte Herzmuskulatur wird jetzt plötzlich nicht mehr mit Blut versorgt. Infolge eingetretenen Sauerstoffmangels gehen die betroffenen Muskelzellen unweigerlich zugrunde.

Der Infarkt kann auch durch einen starken Blutdruckabfall oder Blutverlust ausgelöst werden. In manchen Kreisen der Öffentlichkeit wird der Herzinfarkt mit einem Todesurteil gleichgesetzt. Die zehn bis zwanzig der hundert von einem Herzinfarkt Betroffenen, die innerhalb weniger Stunden sterben, sind Patienten, die nicht rasch genug in ärztliche Behandlung gelangten. Trotz klinischer Behandlung muß man mit einem weiteren ähnlichen Prozentsatz an Todesfällen rechnen. Von den Überlebenden können vier Fünftel wieder eine voll ausfüllende Tätigkeit ausüben – wobei natürlich solche, die mit Überanstrengungen körperlicher und seelischer Art verbunden sind, nicht zu empfehlen sind.

Bei den tödlich verlaufenden Herzinfarkten sind Herzstillstand oder Kammerflattern mit Übergang zu Kammerflimmern die Ursache. Der Kreislauf bricht zusammen, oder es entsteht ein Herzmuskelriß. Es können aber auch weitere Infarkte folgen und Embolien in anderen Körperteilen ausgelöst werden.

Beim Herzinfarkt entscheiden oft Sekunden über Leben und Tod. Daß ein Erkrankter so rasch wie möglich ins Krankenhaus gebracht werden muß, ist selbstverständlich. Dort verfügt man heute meist auch über den Defibrillator,

der das Kammerflimmern korrigiert, und über Schrittmacher, die einem Herzstillstand entgegenwirken, indem sie das Herz durch elektrische Impulse »zum Mitmachen« zwingen. Der Patient muß auf alle Fälle in Ruhestellung gebracht werden. Dadurch werden weitere Schädigungen am Herzen durch ruckartige Bewegungen verhindert. In dieser Ruhelage allein können dem Patienten Präparate zur Erhöhung des Blutdrucks gereicht werden. Doch ist die genaue Dosierung wichtig, damit kein Ersticken durch ein Lungenödem oder eine Schädigung durch Überanstrengung des Herzens eintreten. Im Fall von Arteriosklerose bringt diese Ruhestellung des Kranken Gefahren mit sich, unter anderem durch die der Bildung von Thromben, die noch nach Wochen auftreten können.
Gerinnungshemmende Mittel beugen dem vor. Dadurch wird der Patient aber auf künstliche Weise zum Bluter gemacht. Er muß jegliche Verletzung vermeiden – darf daher nicht Auto fahren und sich keinen Zahn ziehen lassen, ohne den Zahnarzt über die Behandlung mit Antikoagulantien zu unterrichten.
Schon intramuskuläre oder in die Venen vorgenommene Spritzen können zu starken Blutungen führen. Eine solche Prophylaxe ist nur bei Patienten möglich, die sich der Gefahren klar bewußt sind und – die sich entsprechend vorsichtig benehmen. Die Gerinnungszeit des Blutes muß selbstverständlich alle zwei bis drei Tage geprüft werden. Hier wird das eingangs beschriebene Streptokinase-Ferment eingesetzt, das Fibrinpfropfen in den Blutgefäßen auflöst, statt das Blut zu verdünnen. So werden giftige Bakterien zum Helfer gegen die versagende Herzmuskulatur und dienen in der Behandlung des Herzinfarktes.

Chinin für arrhythmische Herzen

Übelkeit, Ohrensausen, Sehstörungen (ringförmige Skotome), Schwindel, Herzmuskelschädigungen, gelegentliche Atemlähmung und Tod durch Herzlähmung. So lauten die Symptome einer Vergiftung mit einer Überdosis an Chinin. Sonst als Mittel zur Behandlung von Malaria bekannt, ist Chinin auch ein Herzgift.
Und wenn ein Herz zusätzliche Zusammenziehungen (Extrasystolen) vollbringt, verabreicht man ihm Chinidin. Wie Chinin ist es ein Alkaloid der Chinarinde oder auch Fieberrinde vom Osthang der südamerikanischen Anden. Wiederum eine Arzneidroge, die wir den Indianern verdanken, wie schon Curare. Und wieder einmal mußte ein Forscher erleben, daß seine Erkenntnisse unerhört blieben: J.-B. de Sénac, ein französischer Arzt, empfahl im Jahr 1749 pulverisierte Chinarinde zur Behandlung rebellierender Herzen. Erst ein Jahrhundert danach gelang die Isolierung von Chinidin aus der Chinarinde. Schon früher konnte Chinin isoliert werden. Das Chinidin soll die Extrasystolen auslöschen und dem Herzen seinen gesunden Rhythmus zurückgeben. Chinidin hilft aber nicht immer. Man versucht es mit Novocainamid, und wenn auch dies versagt, mit Digitalis. Chinidin hat auf jeden Fall eine stärkere Wirkung auf das Herz als Chinin, das auch bei Arrhythmie verwendet worden ist.
Störungen des normalen Herzrhythmus sind sehr häufig. Sie treten meist vorübergehend auf, und der Arzt kann nichts mehr feststellen, wenn der Patient, eher erschreckt, bei ihm erscheint. Extrasystolen können durch Schlafmangel, übermäßigen Kaffee- oder Tabakgenuß entstehen. Auch ein Übermaß an Herzglykosiden kann zu solchen Erscheinungen führen. Extrasystolen des

Vorhofs können ein Vorhofflattern oder sogar Vorhofflimmern anzeigen, wie übrigens auch Extrasystolen der Kammer. Man ist sich heute noch nicht klar darüber, warum ein ganz gesundes Herz Kammerextrasystolen hervorbringen kann. Für die Extrasystolen ist das Stolpern des Pulses typisch. Wenn das Herz plötzlich rast (mit bis zu 200 Schlägen je Minute), dann handelt es sich um ein anderes Krankheitsbild, um paroxysmale Tachykardie. Schwindel, Atemnot und Beklemmungen in der Herzgegend sind ein Anzeichen. Der Puls ist kaum tastbar.

Wir können im Rahmen dieses Buches nicht auf Einzelheiten in der Behandlung dieses Herzrasens eingehen. Wer ihm öfters ausgesetzt ist, hat oft eine Flasche eiskalten Sprudels vorrätig, den er in großen Mengen trinkt. Kältereiz und Aufstoßen können den Anfall unterbrechen.

Defibrillation und Herzschrittmacher

Wenn die feinen Muskelfasern des Herzmuskels plötzlich in Unruhe und durcheinandergeraten und zu einem scheinbar unentwirrbaren »Bündel« werden, sprechen wir von Fibrillation. In der Herzchirurgie setzt man bereits einen Defibrillator ein, der durch bestimmte elektrische Schocks ein unruhiges Herz wieder »zur Ordnung« ruft. Andernfalls führt eine solche Erschütterung, also Fibrillation, innerhalb kürzester Zeit zum Tod. Neuerdings sind in einigen Städten – unter anderem in Moskau – Ambulanzen mit solchen Defibrillatoren versehen worden, die sofort eingesetzt werden, wenn ein Fall gemeldet wird. Der Patient kann so vor seiner Haustür oder auch auf der Straße, wo er eben seinen Anfall erlebt hat, umgehend behandelt werden. Wenige Minuten entscheiden über Leben und Tod. Der Elektroschock erfolgt über Elektroden, die auf die Brustwand aufgelegt werden. Er macht den Herzmuskel für kurze Zeit unempfänglich für erneute Reize. Die Zeit genügt, um im Sinusknoten einen regelrechten Reiz hervorzurufen und damit eine normale Kammerfunktion. Die richtige Stromstärke ist entscheidend; denn bei zu niedriger Stromstärke entsteht schon am normalen Herzen ein Kammerflimmern. Vorhofflattern und Vorhofflimmern werden oft vom Patienten gar nicht bemerkt und gehen vorüber. Kammerflattern oder Kammerflimmern sind dagegen schnelle Kontraktionen oder nur noch Bewegungen der Kammern, setzen die Blutzirkulation sehr stark herab oder unterbrechen sie ganz. Dies führt meist in Sekunden zum Tod. Schon drei Minuten, nachdem das Kammerflattern eingesetzt hat, sterben im Gehirn Nervenzellen ab – die nie mehr ersetzt werden.

Es ist übrigens in Laienkreisen noch zu wenig bekannt, daß es einfache Hilfen gibt, wenn eine solche Katastrophe sich anzeigt. Man boxt den Kranken mehrmals sehr hart und kräftig in die Herzgegend. Dies allein kann oft zur Rettung des Opfers führen (wenn es auch brutal erscheint). Wichtig ist zusätzlich die Mund-zu-Mund-Beatmung, die etwa fünfmal wiederholt wird (wobei man die Nase des Patienten zuhält). Anschließend wird das Herz etwa ein Dutzendmal massiert, wobei man das untere Ende des Brustbeins so stark wie möglich mit beiden Händen zur Wirbelsäule drückt. Beim Loslassen federt das Brustbein zurück. Massage und Beatmung von Mund zu Mund müssen so lange weitergeführt werden, bis der Kranke zu atmen beginnt. Geschieht dies nicht, so ist der Kranke verloren.

Wir haben hier Störungen des Herzrhythmus behandelt, die durch eine Stei-

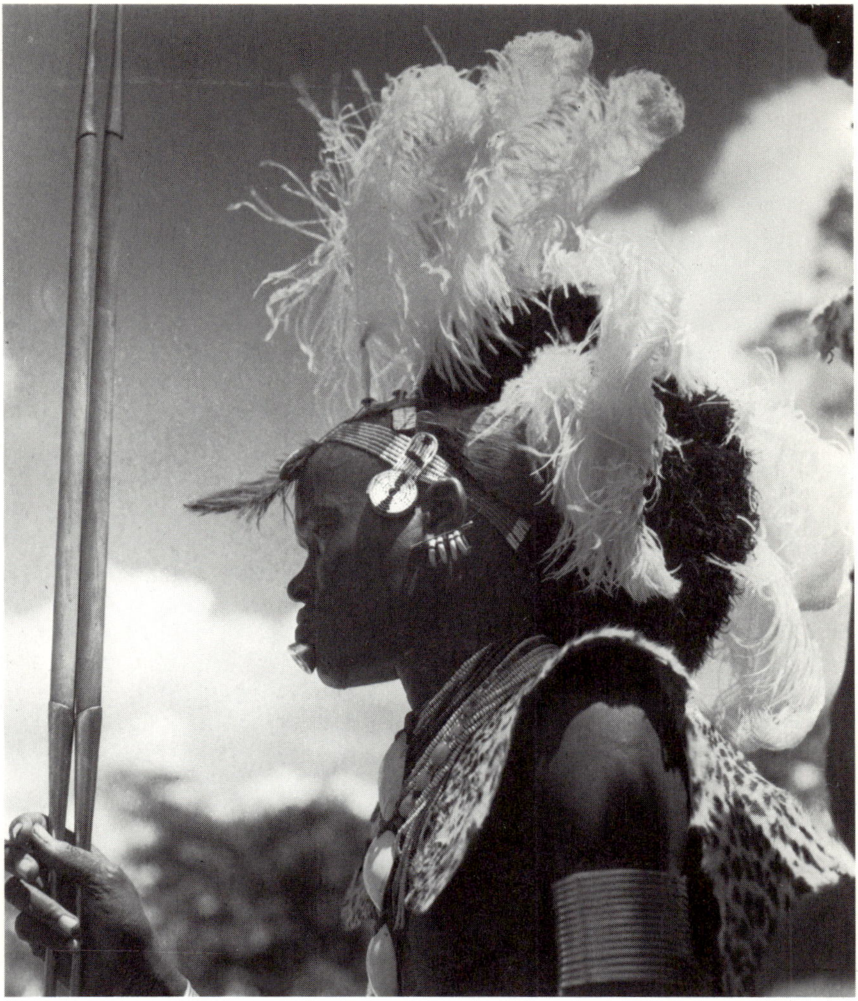

Der Häuptling ist vom Magier abhängig. Er liefert ihm das Gift für die Doppellanze.

gerung, Übersteigerung der Reize entstehen. Es gibt auch das Gegenteil, die Blockierung der Reizleitung, so daß zu wenig Reize vorhanden sind. Meist führen Herzschädigungen (Myokarditis und Infarkt) zu einer solchen Blockierung. In manchen Fällen kann der Schrittmacher helfen, allerdings im Dauereinsatz. Dabei handelt es sich um ein nur wenige Zentimeter langes Gerät, das von Quecksilberbatterien gespeist wird. Die winzigen Platinelektroden werden entweder durch das Zwerchfell oder in den Brustkorb eingeführt und auf der Muskulatur der Herzkammer befestigt. Man kann sie auch durch die rechte Jugularvene in den rechten Ventrikel bringen. Die Frequenz kann auf 70 bis 80 Schläge in der Minute eingestellt werden. Man kann sie aber auch von außen steuern. Die Batterie muß nur alle zwei bis vier Jahre ausgewechselt werden – das bedeutet jedesmal eine Operation. Das winzige Gerät gibt dem Herzen in richtigen Intervallen einen Stromstoß, der den Reiz zur Kontraktion auslöst.

Neuerdings sind Schrittmacher zu elektrischen Mini-Kraftwerken entwickelt worden, die es ermöglichen, daß eine Wiederholung der Operation zur Erneuerung des Kraftquells nur noch alle zehn bis fünfzehn Jahre nötig wird. Dieser neuartige Schrittmacher erhält seine Energie aus den Blutdruckschwankungen des Herzens. Sogenannte »piezoelektrische Scheiben« verwandeln diese Schwankungen in elektrische Energie, sobald sie unter Druck gesetzt werden. Der vom Blut ausgelöste rein mechanische Druck wird in Elektrizität umgeformt. Diese wird in einem Kondensator gespeichert und dient als Kraftquell für den Schrittmacher. Dessen elektrische Impulse gelangen über zwei in einer Kunststoffröhre verlaufende Drähte in die rechte Herzkammer zurück. Diese gilt als zuverlässigste Energiequelle. Dort erregen die Schrittmacher-Impulse den Herzmuskel, damit er sich erneut zusammenzieht.

Entzündete Herzen

Sehr verbreitet sind Herzschädigungen durch Entzündungen rheumatischen oder bakteriellen Ursprungs. Bakterien sind aber auch bei ersterem immer mit beteiligt – etwa Streptokokken einer Mandelentzündung. Vor allem gefährdet ist die Herzinnenhaut neben dem Herzmuskel und den Herzklappen, die nach Entzündungen so deformiert werden können, daß sie nicht mehr dicht schließen. Die rheumatische Erkrankung der Herzinnenhaut (Endokard) wird von ihrer rheumatischen Ursache her behandelt.

Hier stoßen wir wieder auf unser Pfeilgift, und zwar auf Strophanthus. In einem späteren Kapitel gehen wir ausführlicher darauf ein. Den Forschern Philipp S. Hench, Edward C. Kendall und Tadeus Reichstein, die für ihre Arbeiten auf dem Gebiet der Nebennierenrindenhormone (Kortikosteroide), insbesondere des Cortisons, 1950 den Nobelpreis erhielten, verdankt die Medizin heute unentbehrlich gewordene Präparate zur Behandlung von Rheuma. Diese Behandlung verläuft parallel zu der Bekämpfung der Bakterien – insbesondere der Kokken – durch Antibiotika.

Zu einer Insuffizienz des Herzmuskels können auch Entzündungen führen, die von Grippe, Diphtherie oder Scharlach hervorgerufen werden. Neben dem Untergang von Muskelfasern können auch Störungen im Herzrhythmus auftreten.

Das Herzversagen, also die Insuffizienz, muß im Gegensatz zum (akuten) Herzinfarkt als chronisches Leiden betrachtet werden, das erst unter besonderen Belastungen (Operation, Infektion oder besonderen Anstrengungen) klinisch manifest wird.

Die Behandlung unter Einschaltung von Digitalis oder Strophanthus ist keine Heilung. Bei verschiedenen Herzstörungen wird diese durch Operation erreicht. Die Herzchirurgie hat äußerst große Fortschritte erzielt. Wiederum ist es ein Pfeilgift – Curare, von dem noch die Rede sein wird –, das Operationen

ermöglichte, von deren Erfolg man früher nicht einmal geträumt hätte.
Herzverpflanzungen sind nur eine Möglichkeit seiner Anwendung unter vielen anderen.

Medikamentöse Prothese: die Herzglykoside

Zu der umfangreichen Gruppe der als Glykoside bekannten organischen Verbindungen gehören neben vielen Pflanzenfarbstoffen auch die herzwirksamen Glykoside. Die genauere Kenntnis über ihre Wirksamkeit verdanken wir der leider zunehmenden Zahl von Herzinsuffizienzen.
Wenn wir uns hier kurz mit grundsätzlichen Fragen der Behandlung von Herzinsuffizienzen durch die Anwendung von Glykosiden (zum Teil Pfeilgiften) befassen, so soll dies die nachfolgenden Ausführungen unterstreichen.
Der Fingerhut, der in unseren Waldlichtungen wächst – den die Botaniker als Digitalis bezeichnen –, ist schon lange bekannt. Noch in der zweiten Hälfte des neunzehnten Jahrhunderts wurde dieses Präparat nur Patienten im Endstadium, also kurz vor ihrem Tod gegeben, vor allem dann, wenn alle übrigen Medikamente nicht mehr halfen. Man konnte es dann verantworten, ein Herzgift als Heilmittel anzuwenden. Man war noch nicht in der Lage, dieses Gift – Digitalis – genau zu dosieren, so daß Überdosierungen gelegentlich zum Tod führten. Zu Beginn des zwanzigsten Jahrhunderts bis etwa zum Jahr 1920 wurde Digitalis durch den englischen Arzt Sir Thomas Lewis eingesetzt, um bei arrhythmischem Herzschlag dessen Verlangsamung zu erreichen. Arrhythmie bei verlangsamtem Herzschlag bedeutet keine Gefahr, während sie bei erhöhtem Herzschlag zum Tod führen kann.
Ende der zwanziger Jahre dieses Jahrhunderts wurde die systematische Behandlung aller Herzinsuffizienzen mit Digitalis aufgenommen. Der Wirkungsmechanismus von Digitalis wurde aber erst in den Jahren zwischen 1950 und 1970 ergründet. Seit dem Jahr 1945 wurde die heute auch bei uns gebräuchliche Digitalis-Dauerbehandlung eingeführt. Zuerst behandelt man den Patienten intermittierend, also mit Unterbrechungen, bis sein Herz nicht mehr insuffizient ist, um auf eine Dauerbehandlung überzugehen, oder man gibt eine eher hohe Dosis für einige Tage, um die Reaktion des Patienten zu studieren und zu einer Minimaldosis zu gelangen, die dann als Dauerdosis gilt, wenn auch unter Kontrolle durch den Arzt.
Und auf die genaue Dosierung kommt es an bei Substanzen, die von einer bestimmten Menge an eben zu Giften werden, also toxisch wirken.
Man ist inzwischen zu neuen Erkenntnissen über die Wirkung der Herzglykoside gelangt. Es hieß früher, daß ein gesundes Herz auf Glykoside überhaupt nicht anspreche. Dabei hat man nicht beachtet, daß ganz einfach eine Glykosid-Dosis bei einem gesunden Herzen, damit sie wirksam wird, so hoch sein muß, daß sie eben zum Gift wird und das Herz schädigt. Geben wir – nur als Beispiel gedacht – einem gesunden Herzen zwanzig Tropfen Digitalis, damit sein Pulsschlag sich zu senken beginnt, so können wir bei einem kranken Herzen dieselbe Wirkung schon mit drei Tropfen erreichen. Es kommt noch hinzu, daß es mehr oder weniger sensible Herzen gibt. Sie haben verschiedene »chronotrophe« Eigenschaften. Die einen antworten auf eine Digitalisbehandlung durch Verlangsamung, andere durch Beschleunigung des Pulsschlags, innerhalb gewisser, eher enger Grenzen. Glykoside geben der Herzmuskelfaser

ihre Elastizität zurück und senken die »elektrische« Reizbarkeit, die bei der Muskelarbeit mitwirkt.
Der Herzmuskel soll in kürzeren Rhythmen bei gleichbleibender Muskelkraft arbeiten. Man könnte den Vergleich mit dem Auto anführen, bei dem man bei zunehmender Steigung bei entsprechendem Leistungsabfall in den nächst kleineren Gang umschaltet.
Man kann herzkrank sein, ohne es zu wissen, indem man auf Nebensymptome abgelenkt wird. So gibt es Leute, die sich wegen eines Nierenleidens beim Arzt melden, der dann feststellt, daß es auf ein Herzleiden zurückgeht. Man kann auch unnötigerweise alarmiert werden. Zum Beispiel, wenn sich im Darmtrakt Gase ansammeln. Sie üben einen Druck auf das Herz aus, der in dem Augenblick aufgehoben wird, wenn die Gase sich verflüchtigen. Sogenannte Extrasystolen dürfen nicht unbedingt beunruhigen. Ein arrhythmischer Herzschlag kann – wie wir gesehen haben – durch einen Defibrillator wieder normalisiert werden. Die Glykoside sind ein Mittel im Rahmen unzähliger Herzhilfen. Aber sie sind wichtig genug, um hier dargestellt zu werden.
Die zwei wichtigsten Pfeilgifte, die zu Herzhilfen geworden sind, Digitalis und Strophanthus, die wir nachstehend beschreiben, haben zur Herstellung einer Reihe von Präparaten geführt, die zwischen zwei Extremen liegen: Die einen wirken sehr rasch und haben eine kurze Aktivität; die anderen setzen in ihrer Wirkung langsam ein, verbleiben aber im Körper während längerer Zeit, bevor sie ausgeschieden werden. Es ist klar, daß Giftstoffe (wenn auch heilsame), die sich lange im Körper aufhalten, bevor sie ausgeschieden werden, sich ansammeln, wenn erneute Dosen hinzugefügt werden. Das kann bei unvorsichtiger Dosierung zu einer Ansammlung im Körper führen, die giftig wird, den Körper also schädigt. In dringenden Fällen, in denen eine sofortige Aktion erwünscht ist, verwendet man Strophanthuspräparate, die in die Venen eingespritzt werden und die nach kurzer Zeit zu wirken beginnen, aber nach etwa zwei bis drei Tagen ihre Wirkung verlieren. Den extremen Gegenfall belegt ein Digitalispräparat, das fast drei Wochen lang wirkt, aber erst nach längerer Zeit mit seiner Wirkung einsetzt. Dazwischen liegt eine Anzahl Präparate teilsynthetischer Zusammensetzung, die für nicht extreme Fälle geeignet sind. Sie werden von praktizierenden Hausärzten bevorzugt, die nicht dafür eingerichtet sind, genaue Herzuntersuchungen vorzunehmen und dann entsprechend dosierte Glykoside zu verschreiben. Es gibt für bestimmte Fälle von Herzinsuffizienz wertvolle Glykoside (Digitalis oder Szilla), die bei geringster Überdosierung sofort toxisch wirken. Sie müssen im Zusammenhang mit oft wiederholtem EKG eingesetzt werden, damit unerwünschte Reaktionen des Herzens sofort gesteuert werden. Die Glykoside der mittleren Kategorien sind jedenfalls in den meisten Fällen eine wirksame Hilfe.
Die Glykoside haben die Eigenschaft, sich mit dem Eiweiß im Blutserum zu verbinden. Erst nachdem ein gewisser Sättigungsgrad erreicht ist, wird Glykosid an die Herzmuskelfasern abgegeben.

Magier mit Federschmuck sind heute seltener geworden. Mit oder ohne Federn sind sie die Herren, die über das Pfeilgift verfügen.

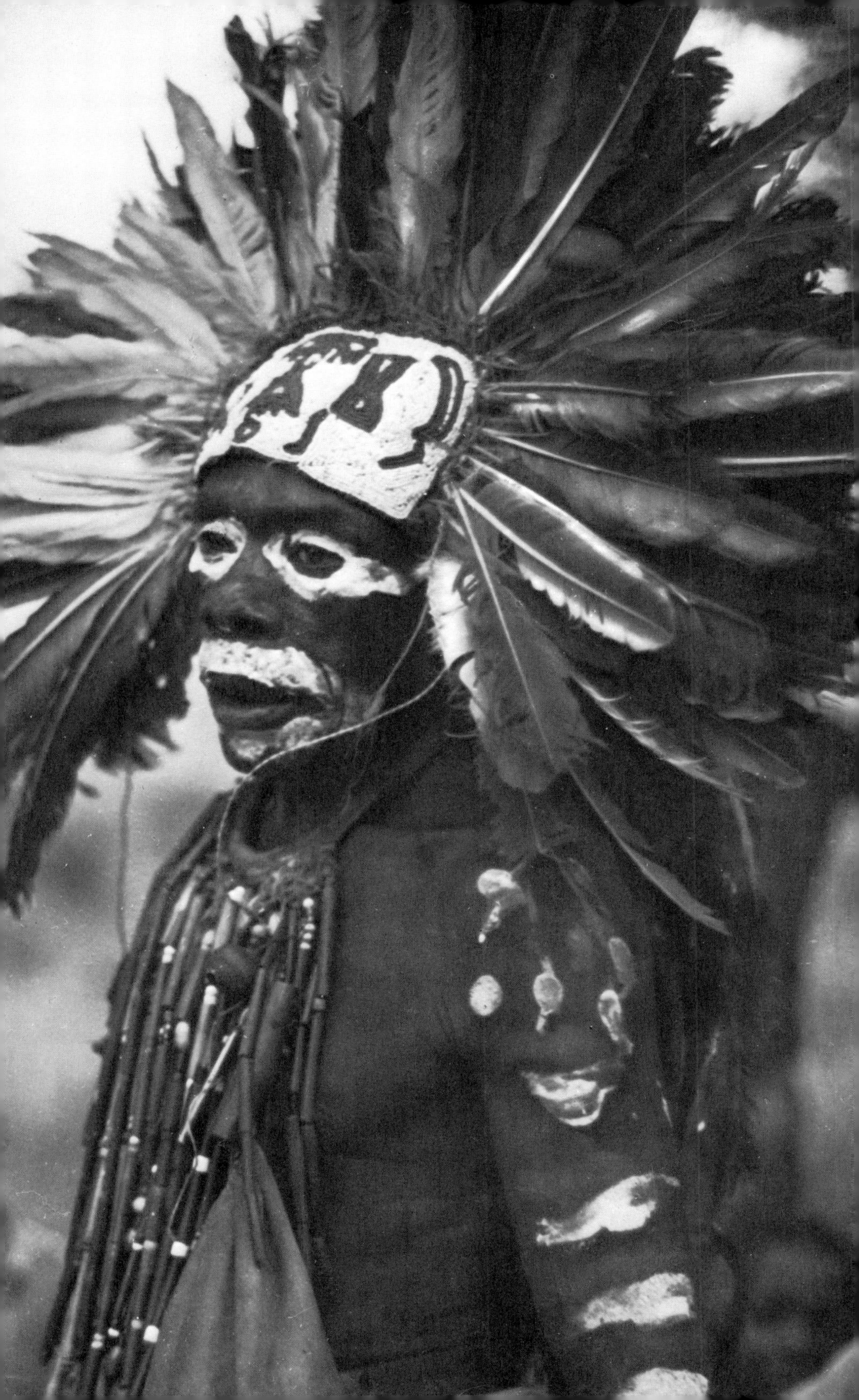

Diese »Fixierung« an das Eiweiß findet bei Strophanthus aber nicht statt. Daher die Sofortwirkung – die aber auch schnell wieder abklingt.
Man hat schon seit längerer Zeit versucht, die Wirkstoffe des Strophanthus in Tropfen- oder Pillenform anzubieten. Die Mehrzahl der Herzspezialisten betont jedoch, daß es sich dabei um »Placebos« handle, also um Scheinmedizin, die an den guten Glauben des Patienten an eine Wirkung gebunden ist. Chemisch ist jedenfalls bewiesen worden, daß die entsprechenden Glykoside ausgeschieden würden, bevor sie zur Wirkung im Herzmuskel gelangten.
Dieser Auffassung der Mehrzahl der führenden Kardiologen hat sich eine Gruppe von Ärzten und Forschern entgegengestellt, die behaupteten, daß geringe Mengen der Glykoside nach Einnahme durch den Mund (oral) den Herzmuskel erreichten und dort wohltätig wirkten.
Digitalis wird meist durch den Mund eingenommen, entsprechend werden die Venen geschont. Eine in die Muskeln (intramuskulär) eingespritzte Dosis Strophanthin erzeugt große Schmerzen. Deshalb ist auch die intravenöse, also in die Venen eingespritzte, Strophanthinbehandlung vorzuziehen. Sie hat aber – in intakten Venen – ihre Grenzen und eignet sich wenig als Dauerbehandlung.
In der Behandlung insuffizienter Herzmuskulatur ist man heute noch auf pflanzliche Wirkstoffe angewiesen, obwohl synthetische vorliegen. Deren Herstellung ist jedoch sehr teuer und unwirtschaftlich. Im Hinblick auf den Fingerhut könnte man einen schon der Geschichte zugehörigen Satz zitieren, der vom Herzspezialisten Ernst Eden stammt: »Digitalis ist in der Hand des inneren Arztes, was das Messer in der Hand des Chirurgen.«
Aber auch die Herstellung des herzwirksamen Wirkstoffs des Fingerhuts in möglichst reiner Form wurde zu einem Problem. Sie wurde erst durch die das Pflanzenmaterial schonenden Extraktions- und Reinigungsapparaturen ermöglicht. Es handelt sich um äußerst komplizierte chemische Verbindungen, die in ihrem Molekül einen größeren Zuckerrest enthalten. Forscher hatten schon früh erkannt, daß dieser Zuckerrest im gesamten Molekül nicht allzufest eingebaut ist und daß gewisse Fermente oder Enzyme, die sich in der Pflanze befinden, einen Teil dieses Zuckerrestes leicht abspalten. Deshalb war es erst in neuester Zeit möglich, die unveränderten, ursprünglichen (genuinen) Glykoside zu isolieren. Die Reindarstellung aus den pflanzlichen Rohmaterialien ist weiterhin der wichtigste Schritt auf dem Weg zu genau dosierbaren Herzmitteln. Dieses Pflanzenmaterial enthält je nach Standort, Jahreszeit, Lagerungsweise und anderen Faktoren mehr oder weniger Glykoside. Deshalb konnten bei der Verwendung der Gesamtpflanze anstelle der Reinsubstanz leicht Über- oder Unterdosierungen passieren.

Reinigung bis zum Kristall

Mit gewissem Erstaunen stellten die Wissenschaftler fest, daß Pflanzen, die ganz verschiedenen Familien angehören – Fingerhut, Meerzwiebel und Strophanthus – Glykoside enthalten, die sich chemisch ähnlich sind. Es handelt sich bei diesen Substanzen in jedem Fall um Steroidglykoside (mit Kortikosteron, Keimdrüsenhormonen und mit Gallensäuren nahe verwandt). Die wenigen chemischen Hinweise sollen nur zeigen, mit welch weitläufigen Problemen die Forscher es auf diesem Gebiet zu tun haben. Am Beispiel der Meerzwiebel

wollen wir kurz auf die modernen Isolierungsmethoden eingehen:
Die frischen Knollen werden zerkleinert, dann mit Salzen behandelt, die – wie Ammoniumsulfat – Eiweiß ausfällen. Dadurch wird die erwähnte zersetzende Wirkung der Enzyme ausgeschaltet. Diese Enzyme würden die Herzglykoside durch Abspaltung von Zucker umwandeln, so daß das Reinprodukt nicht mehr vorhanden wäre. Nach der Behandlung mit Ammoniumsulfat extrahiert man das Material mit Essigester und behandelt nachher das Extrakt mit Bleiazetat. Dadurch wird die Gerbsäure ausgefällt. Nach der Beseitigung der Proteine und dieser Gerbsäure entsteht ein schon angereichertes Glykosid. Durch wiederholtes Umkristallisieren gelangt man endlich zum reinen Hauptwirkstoff, dem Szillaren A.
Man hatte lange Zeit geglaubt, daß dieses Szillaren A das einzige Glykosid in der Meerzwiebel sei. Weiter verfeinerte Reinigungs- und Auftrennungsmethoden brachten eine Überraschung. Es wurden insgesamt elf Glykoside isoliert, untersucht und genau definiert.
Die verfeinerten Methoden der Analyse ermöglichten jetzt mehr denn je, in glykosidhaltigen Giftpflanzen nach weiteren Substanzen zu fahnden. Daß die stärkste Giftpflanze Afrikas, die Acokanthera, an der fast alle Teile giftig sind, zu entsprechenden Untersuchungen lockte, ist naheliegend.

Pfeilgift wird Herzmittel

Abenteuer im Dienst der Wissenschaft

»Wollen Sie das stärkste Pfeilgiftrezept Afrikas suchen?« fragte mich Tadeus Reichstein, als ich ihn in seinem Organisch-Chemischen Institut an der Universität Basel aufsuchte. Ich hatte zufällig gehört, daß er für seine Untersuchungen an gewissen Medizinalpflanzenmaterialien interessiert war. Da ich Nordost- und Ostafrika während einiger Jahre bereisen würde, ergab sich vielleicht eine Möglichkeit, die infolge der Reisekosten anderweitig kaum finanziert werden konnte. Mich interessierte an dieser Aufgabe vor allem die ethnologische Seite. Ein präziser Auftrag würde mich in Zusammenhänge führen, die mir sonst verschlossen geblieben wären.
Ich hatte auf allen meinen Reisen (die man gern als Expeditionen bezeichnet, wenn man ihnen einen abenteuerlicheren Anstrich geben will), die mich über eine Million Kilometer unseres Globus geführt haben, immer wieder versucht, mich in wissenschaftliche Unternehmen, wenn auch als Außenseiter, einzuschalten. Nie habe ich mehr über Länder und ihre Bewohner erfahren, als wenn mir dies gelang. Zu einem solchen Abenteuer im Dienst der Wissenschaft wurde mein Versuch, den Auftrag auszuführen. Der Leser mag fragen, warum man nicht ganz einfach Wissenschaftler – also Fachleute – aussendet, die ihr Fachgebiet beherrschen und solche Aufträge sinnvoller erfüllen können. Solange es nicht genügend Finanzmittel gibt, wird sich die Wissenschaft mit Außenseitern begnügen müssen. Das hat vielleicht in gewissen Fällen einen Nachteil. Wir abenteuerlustigen Reiseschriftsteller und Journalisten treten leichter »in die Nesseln« oder in die Feuerameisen tropischer Urwälder als ein Fachmann, der diese Gefahren schon aus Berichten von Kollegen kennt, die entsprechende Erfahrungen gesammelt hatten. Ich muß gestehen, daß ich nie geahnt hätte, welchen Gefahren ich mich – und vor allem meine mich begleitende Frau – aussetzen würde, als ich diesen Auftrag annahm.
Das fing schon am Osthang Eritreas (dem heutigen Äthiopien) an, als uns ein zähnefletschender Anführer einer Herde von Mantelpavianen bis an unser Auto verfolgte, als wir Pflanzenteile der Acokanthera entdeckten. Wir hatten die gefährlichen Affenrudel aufgescheucht, die gerade dabei waren, reifende Feigen von Opuntien einzusammeln. Die Paviane nahmen an, daß wir ihnen ihren Nachtisch streitig machen wollten – was ich verstehen konnte. Da aber das Gebiß des ausgewachsenen Mantelpavians dem des Löwen fast ebenbürtig ist, waren wir froh, als wir unser Pflanzengut noch rechtzeitig, mit uns, in unserem Volkswagen verfrachtet hatten. Der Le-

ser darf nicht glauben, daß Aufgaben wie diese eine Art Sport sind. Es geht um genau definierte Unterarten bestimmter Pflanzenfamilien. Es müssen Herbarexemplare beigebracht werden, die im Botanischen Kew-Garden in England von Fachleuten geprüft und bestimmt werden. Es genügt also nicht, einfach einige Äste abzubrechen und Wurzeln auszureißen, um sie per Luftfracht nach Basel zu befördern.

Zusammen mit meiner Frau hatte ich große Teile Afrikas im Wagen während vier Jahren durchreist und immer wieder nach der Pfeilgiftpflanze Acokanthera Ausschau gehalten. Ein solcher Auftrag kann zu einer Zwangsvorstellung werden. Das hatten wir auf einer nächsten Reise, die uns während dreier Jahre über 70000 Kilometer durch Mexiko und Zentralamerika führte, noch einmal erlebt. Wir waren damals auf der Suche nach einer Windenpflanze, die ein Halluzinogen enthält, an dem ebenfalls der Basler Nobelpreisträger Reichstein interessiert war. »Das ist Ololiqui!« rief meine Frau oft aus, während ich gerade dabei war, ein Schlagloch oder eine im Sturm heruntergewirbelte Kokosnuß oder auch einen Waran mit Rückenzakken zu umfahren.

In Afrika legten sich uns neben der einbrechenden Regenzeit vor allem Magier in den Weg. Es gelang uns nicht, diese Medizinmänner dazu zu bewegen, uns ihr Giftpfeilgeheimnis zu verraten. Fragen Sie einmal den Direktor eines unserer pharmazeutischen Unternehmen, ob er Ihnen das Rezept eines neuen Medikaments verraten wolle, an dem sein Labor zehn Jahre lang experimentiert hat! Mit ein wenig Schulterklopfen wird man auch mit Magiern nicht fertig. Über unsere Erfahrungen mit solchen Pflanzenkennern erfährt der Leser in den folgenden Kapiteln mehr.

Um so überraschender ist unsere Kenntnis über die Eigenschaften der Pflanzenwelt, wie ein Blick in die Laboratorien der Universitäten und Forschungsstätten zeigt. Auf unserer Erde gibt es etwa 800000 Pflanzenarten. Allein für Bedecktsamige (Angiospermen) ergibt sich eine Zahl von beinahe einer Viertelmillion. Erstaunlich ist, daß aus diesem Pflanzenreich nur ein Dutzend Pflanzen der Ernährung der Menschen dienen. Denken wir beispielsweise an Rauschdrogen: Nur etwa sechzig Pflanzen (Blüten- und Sporenpflanzen) werden infolge ihrer berauschenden Wirkung von Naturvölkern benützt. Von diesen sechzig Drogen stehen nur zwanzig im Vordergrund. Unter diesen zwanzig sind wiederum nur vier zu weltweiter Bedeutung gelangt: Coca (Cocain), Mohn (Opiate), Hanf (Haschisch, Marihuana) und Tabak. Diese vier Pflanzen sind – wie die erwähnten Nahrungspflanzen – ebenfalls Cultigene, die also durch den Menschen angepflanzt werden.

Ebenso überraschend ist die relativ geringe Zahl von Pflanzen, die als Heilmittel den Herzmuskel stärken und das Herz in seinen normalen Rhythmus zurückbringen, ohne gleichzeitig Puls und Blutdruck zu steigern. Es sind vor allem Vertreter der zwei Pflanzengattungen Digitalis und Strophanthus. Die meisten Vertreter der letzteren sind in Afrika beheimatet. Digitalis wächst in unseren Waldlichtungen. Es kommen noch Oleander, Adonis, Erysinum, das Maiglöckchen, die Meerzwiebel und andere dazu. Doch werden diese wenig verwendet.

Immer wieder unternehmen Universitäts-Teams strapaziöse Expeditionen auf der Suche nach Substanzen aus Pflanzen und Tieren, die der Menschheit wirkungsvollere – als die vorhandenen – Substanzen vermitteln könnten, damit bestimmte Krankheiten mit noch mehr Erfolg bekämpft werden.

Unser Unternehmen startete unter der entscheidenden Mitwirkung des Schweizer Botanikers Peter O. Bally, des ehemaligen Mitarbeiters des berühmt gewordenen ostafrikanischen Coryndon Museums in Nairobi, einer Forschungsstätte, die zur Kenntnis Ostafrikas mehr beigetragen hat als manch größeres Unternehmen. Unser bescheidenes abenteuerliches Unterfangen, für das wir allerdings unser Leben einsetzten – ich gebe zu, aus reiner Abenteuerlust –, führte nur durch einen großen Zufall zum Erfolg.

Ouabain/Strophanthin – das stärkste Pfeilgift Afrikas

Als ich 1950 auf Empfehlung eines befreundeten Botanikers bei Tadeus Reichstein vorsprach, holte der Professor aus einer Schublade ein Herbarmuster. »Dies ist Strophanthus. Die Studien über die Vertreter dieser Schlingpflanze sind vorderhand abgeschlossen«, sagte er. »Merken Sie sich diese Pflanze, damit Sie sie . . . nicht sammeln!« Er brachte jetzt ein anderes Herbardossier, das eine hartblättrige, dunkelgrüne Pflanze mit fliederartigen weißen Blüten zeigte.

Hier handelte es sich um eine Acokanthera. Von dieser Pflanzengattung, die auch zur Familie der Apocynaceen gehört, gibt es mehrere Arten, die alle in Afrika heimisch sind und in verschiedenen Gegenden auch zur Pfeilgiftbereitung verwendet werden. Dies ist vor allem in Ostafrika der Fall. Nach Angaben meines Freundes Peter O. Bally, damals Botaniker am Coryndon Museum in Nairobi, die er aufgrund jahrelanger Erfahrungen machte, verstehen von allen ostafrikanischen Stämmen die Giriama (oft auch Gyriama geschrieben) die Pfeilgiftbereitung heute noch am besten. Sie wurde dort früher als strenges Geheimnis gehütet. Heute gibt es nur noch wenige Männer, denen sie bekannt ist. Das von den Wa-Giriama hergestellte Gift soll die stärkste und rascheste Wirkung haben und wird an viele andere Stämme in Ostafrika verkauft.

Schon der französische Chemiker Arnaud konnte die Pflanze ausfindig machen, aus der dieses Pfeilgift bereitet wird. Es handelt sich um eine Acokanthera-Art, die er zuerst provisorisch *Carissa ouabaio,* dann ebenfalls provisorisch *Acokanthera ouabaio* nannte. Er konnte daraus erstmals 1888 ein hochwirksames Glykosid in reinen Kristallen gewinnen, das er Ouabain nannte. *Ouabaio* oder *Wabayo* ist der Name, den die Somali in Nordostafrika dem Pfeilgift gegeben haben. Im gleichen Jahr (1888) isolierte Arnaud denselben Stoff auch aus den Samen von *Strophanthus gratus.* Das Ouabain wird daher gelegentlich, besonders in Deutschland, auch als g-Strophanthin bezeichnet, nur ein anderer Name für denselben Stoff. Er gehört zu den hochaktiven herzwirksamen Glykosiden, die noch heute industriell gewonnen werden und medizinisch benutzt werden. Es wird heute ausschließlich aus den Samen von *Strophanthus gratus* gewonnen.

Nicht sicher abgeklärt ist die botanische Identität der Acokanthera, welche die

Alle Teile des Giftstrauchs oder -baumes Acokanthera enthalten Ouabain, auch die hier noch grünen Früchte, die Oliven ähnlich sehen. Die Samen liefern am meisten Gift.

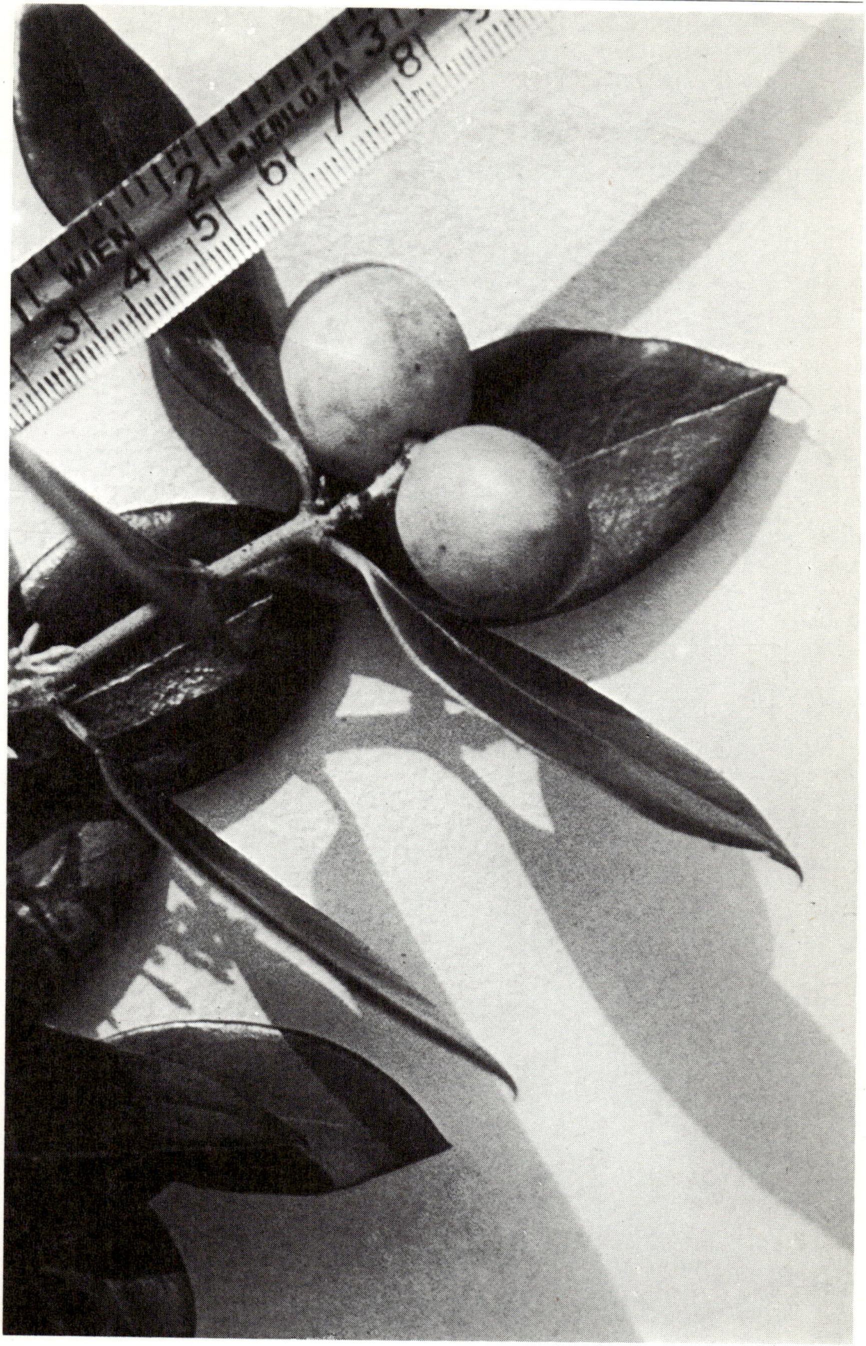
WIEN

Giriama zur Bereitung des Giftes verwenden. Nach verschiedenen englischen Autoren soll es sich bei der *Acokanthera ouabaio* um die bekannte *Acokanthera schimperi* gehandelt haben. Wie weiter unten gezeigt wird, kann das aber nur bedingt richtig sein.

Reichstein und seine Mitarbeiter hatten schon verschiedene Arten von Acokanthera chemisch untersucht. Einige enthielten gar kein Ouabain, andere nur sehr wenig davon. Auch *Acokanthera schimperi* aus Eritrea und aus Kenia wurde untersucht. Entgegen der Erwartung enthielt sie auch nur sehr wenig Ouabain. Es sollte daher die wenig bekannte Art gesucht werden, die so reich an Ouabain ist, um sie auch botanisch eindeutig charakterisieren zu können.

Aus verschiedenen Angaben konnten wir entnehmen, daß sie höchstwahrscheinlich wirklich in den Formenkreis von *Acokanthera schimperi* gehört, daß sich unter diesem Namen aber ein Komplex nahe verwandter Arten oder Unterarten verbirgt, der botanisch noch nicht richtig entwirrt ist.

Ein faustgroßer Pfeilgiftklumpen

Zunächst ließ sich bestätigen, daß die Angaben von Arnaud richtig sind. Meinem Freund Bally ist es gelungen, im März 1953 vom Game Department einen irdenen Topf mit etwa drei Kilogramm Giriama-Pfeilgift zu erhalten, wie es von Wilderern zur Elefantenjagd benutzt wird. Der Mann, der das Gift herstellte, wurde von einer Game-Ranger-Patrouille überrascht, als das Gift gerade fertig war. Es wurde noch in heißem Zustand konfisziert. Die Regierungsstellen in Kenia zeigten großes Interesse für die Aufklärung des Pfeilgif-

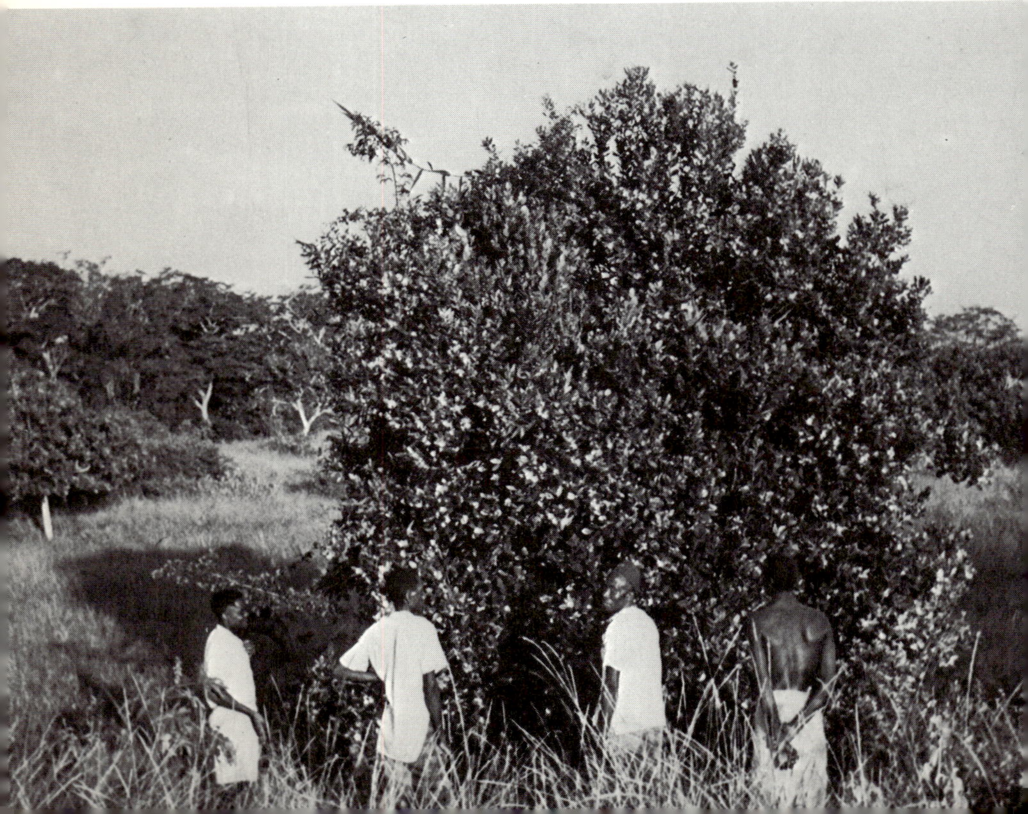

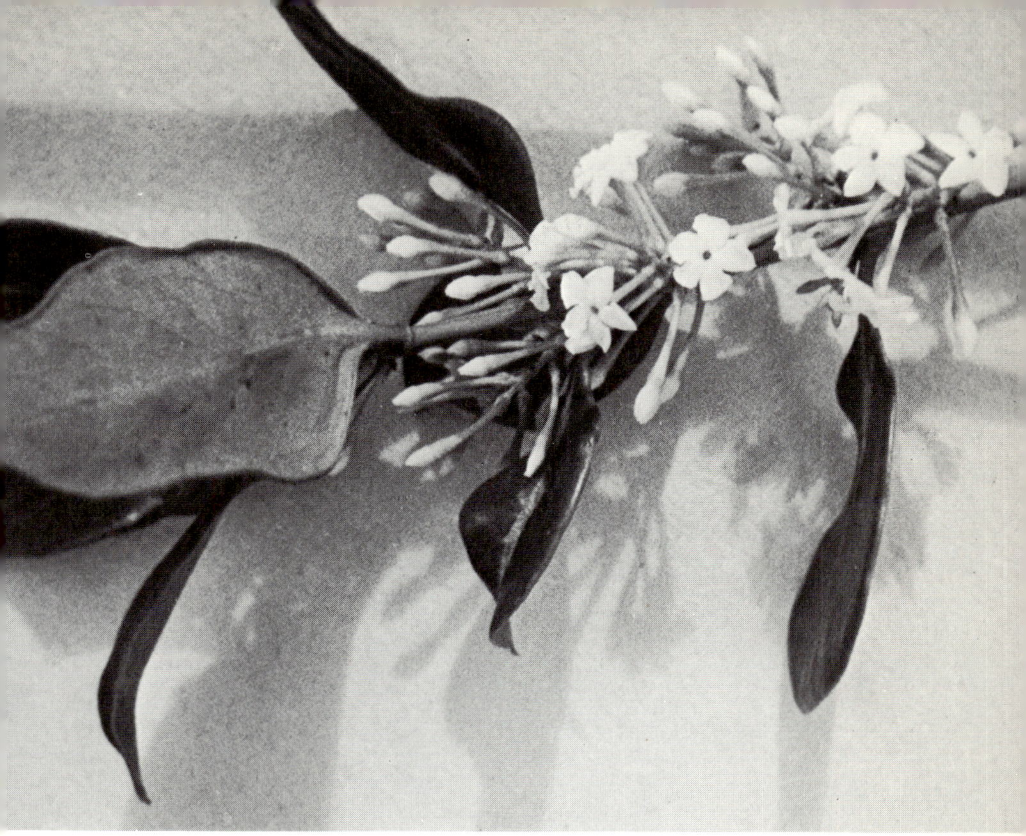

Die Blüten der Acokanthera duften wie Flieder.

Meist hat die Acokanthera Strauchform. Es gibt auch Unterarten, die die Größe mittlerer Obstbäume erreichen.

tes und die genaue Identifizierung der Stammpflanzen. Sie waren bei der Beschaffung des Materials sehr hilfreich.

Die in Basel durchgeführte Analyse des Giftes zeigte, daß es sehr große Mengen Ouabain enthielt, das aus ihm direkt gewonnen werden konnte. Es verhielt sich in dieser Beziehung genau wie das von Arnaud und den alten englischen Autoren beschriebene Gift. Es handelte sich nun darum, die Pflanze zu erhalten, die zur Gewinnung dieses Giftes benützt worden war. Dies war die Aufgabe, um deren Lösung ich gebeten wurde.

Peter Bally hatte das Urwaldgebiet nördlich von Mombasa frühzeitig verlassen müssen, nachdem er den Giftklumpen ergattert hatte. Es fehlte ihm die Zeit – es mochten Wochen nötig werden –, um zu versuchen, den Magiern ihr streng gehütetes Geheimnis abzunehmen. Ich kann hier schon sagen, daß ich nach erfolglosem Bemühen nur durch einen Zufall ganz am Ende meiner Mission Erfolg hatte: Im Hinterland der Küste des Indischen Ozeans entdeckte ich Acokanthera-Sträucher, die durch Selektion aufgrund von Giftversuchen an Fröschen durch die Magier vom Stamm der Wa-Giriama in Waldlichtungen während Generationen angepflanzt worden waren. Ihr äußerst hoher Giftgehalt konnte später im Labor festgestellt werden. Ich fuhr also zusammen mit meiner Frau ins Land der Giriama. Da die Regenzeit bevorstand, benutzten wir unseren VW-Käfer, der, da seine Unterseite vollständig abgedeckt ist, sich im Schlamm auf Pisten nun schon bewährt hatte. Wir hatten überdies eine Differentialsperre aus einem militärischen VW-Kübelwagen in unseren Wagen einbauen lassen, so daß wir nicht nur im Schlamm, sondern auch auf Sand von Flußbetten fahren konnten, ohne steckenzubleiben.

Fahrtechnische Probleme waren nur ein Anfang unseres folgenden Abenteuers – aber kein unwichtiges.

Pfeilgift und Elfenbein

Es lag nahe, zuerst einmal herauszufinden, wer die Giftpfeile abschießt und was er damit zu töten sucht. Es mußten Jägerstämme sein. Wir hatten vor unserer Ankunft in Kenia in der äthiopischen Provinz Borana ein solches Jägervolk kennengelernt, die Watta. Es gibt Hypothesen, daß die Splitterstämme, die noch von der Jagd allein leben und die sich in Somaliland, Äthiopien, Kenia, Tansania, im Kongo und in Südafrika finden, miteinander verwandt seien. Es reicht also nach dieser Auffassung eine Kette kleiner Jägervölker von den Buschmännern der Kalahari bis ins östliche Horn Nordostafrikas hinauf. Die meisten unter ihnen scheinen Giftpfeile zu verwenden, die in den nordöstlicheren Gebieten Afrikas mit Ouabain vergiftete Pfeile.

Es schien daher logisch, sich nach dem Ursprung des Pfeilgiftes bei diesen Jägerstämmen umzusehen.

Im Gebiet des Liban-Bergzuges im südlichsten Borana Äthiopiens stieß ich auf Acokantherabäume, die einige Meter hoch gewachsen waren und mich im Umriß an unsere Apfelbäume erinnerten. Sie standen vereinzelt im Wohngebiet der Watta, in Lichtungen des Podocarpus-Urwaldes, der mich wiederum an die finnischen Wälder des Polarkreises gemahnte.

Nun hatte die kaiserliche Regierung Äthiopiens nicht nur die Verwendung von Pfeilgift verboten, sondern auch den Transport von Holz, Zweigen oder Beeren der Acokanthera zu irgendeinem der Marktflecken (Negeli, Mega, Moyale und andere). Die Äthiopier sind große Giftkenner: Giftmorde gehören ins Alltagsgeschehen. Eben um diese zu unterbinden, wurden äußerst strenge Strafen eingeführt. Es kam vor, daß Äthiopier sich von den Jägerstämmen Holz von der Acokanthera besorgten, um Gift daraus zu brauen, das dann in irgendeiner Form zu Mordzwecken verwendet wurde. Da sehr viele der Bewohner dieser tropischen Gebiete durch Parasiten verletzte Mägen und vor allem Därme haben, kann das Ouabain bei ihnen über den Verdauungstrakt in die Blutbahn gelangen, wo es dann wirksam wird. Auch wenn man es den Ölen beifügt, mit denen sich die meisten einreiben, besteht eine große Wahrscheinlichkeit, daß das Gift durch Risse in der Haut, die durch die häufigen Dornensträucher hervorgerufen werden, in die Blutbahn eindringt.

Die Watta waren so eingeschüchtert, daß sie es nicht mehr wagten, Pfeilgift zu brauen. Meine Versuche, sie dazu zu überreden, mißlangen. Die amharische Polizei in Negeli war wachsam und kannte jeden einzelnen der Bewohner und seine Gewohnheiten genau. In Afrika bleibt nichts geheim – unter Afrikanern. Wird ein Watta erwischt, wenn er Pfeilgift weitergibt, so weiß dies seine Sippe auf jeden Fall. Die Polizei verhaftet dann gleich die ganze Sippe und läßt sie in Haft, bis sie den Schuldigen preisgibt. Schon die Engländer

konnten von dieser Methode mit Erfolg Gebrauch machen.
Der Gouverneur von Borana ging noch einen Schritt weiter. Er errichtete eine Exilstation, in der er aus jeder Sippe ein wichtiges Mitglied als Geisel gefangenhielt. Geschah beispielsweise ein Mord – Giftmord –, so wurde erst einmal festgestellt, aus welcher Sippe der Mörder stammte. Dann wurde das zurückbehaltene Sippenmitglied unter Anklage gestellt, ja zum Tod verurteilt. Gab die Sippe den Namen des Schuldigen nicht preis, so wurde die Todesstrafe durch Erhängen an der Geisel vollstreckt. Wer die Durchtriebenheit und den Todesmut eines großen Teils der Stammesleute im weiten Äthiopien kennt, mag ein so unerbittliches Vorgehen verstehen, wenn er es auch nicht billigt.
Als die Engländer noch Kenia verwalteten, verboten sie ebenfalls die Herstellung von Pfeilgift, genauso wie sie das Tragen von Schußwaffen in ganz Kenia und den übrigen englischen Kolonien Ostafrikas untersagten. Wie streng diese Maßnahme gehandhabt wurde, mag ein eigenes Erlebnis während des Mau-Mau-Aufstandes zeigen, über den ich im Auftrag der amerikanischen Zeitschrift *Life* zu berichten hatte. Meine Frau brachte mir, ohne daß ich es vorher wußte, meinen Armeerevolver mit, als sie für kürzere Zeit in die Schweiz zurückgekehrt war. Sie deklarierte ihn beim Flughafenzoll nicht. Ich geriet dadurch in die Gefahr, ein Jahr Gefängnis zu erhalten, wenn das Schießeisen bei mir gefunden wurde, ohne daß ich den Waffenschein vorweisen konnte. Ich trug den Revolver zur Polizeidirektion und bat einen der mir befreundeten Offiziere, die Geschichte nachträglich in Ordnung zu bringen. Er schrieb erst einmal einen Haftbefehl gegen mich aus (*»It's the law«,* sagte er). Ich wurde zu einem Jahr Gefängnis verurteilt. Während zweier Wochen mußte ich täglich bei der Polizei erscheinen, um an den Verhandlungen über meinen Fall teilzunehmen. Endlich fand sich ein Ausweg. Meine Frau mußte den Revolver zum Flughafen bringen, »ausreisen«, ein Flugzeug besteigen, es wieder verlassen, um wieder »einzureisen«. Sie präsentierte den Revolver bei der britischen Zollbehörde, die ihn an die Polizei des Flughafens weitergab, die die Einfuhrerlaubnis gab und einen Waffenschein ausstellte. Da ich während meines ganzen Lebens – ausgenommen im Militärdienst – auf allen meinen Reisen nie eine Waffe mitführte, gab ich meinen Revolver einem Freund, der sich vorher den Waffenschein besorgt hatte.
Ich bin auf diesen Fall eher ausführlich eingegangen, weil er aufzeigen mag, mit welcher Strenge die Briten den Jägerstämmen gegenüber vorgehen konnten, die das verbotene Pfeilgift weiterhin verwendeten. Wir sprechen hier immerhin vom furchtbarsten Pfeilgift Afrikas! Ein Giftpfeil, der aus wenigen Metern mit einem übergroßen Bogen in den Leib eines Elefanten getrieben wird, hat zur Folge, daß der Koloß nach etwa hundert Schritten zusammenbricht.
Diese Jäger Ostafrikas jagen Wild, um Fleisch zu gewinnen, mit Giftpfeilen, die den Erfolg stark erhöhen. Das Fleisch der getroffenen Tiere bleibt genießbar. Doch hörte ich, daß die Jäger in erster Linie Giftpfeile bei der Jagd auf Elefanten verwenden, deren Elfenbeinzähne sie an Händler der Suaheliküste verkaufen. Dieser Handel besteht schon seit Jahrhunderten. Die Sklavenkarawanen der Araber beförderten meist gleichzeitig Elfenbeinzähne an die Küste.
Ich nahm mir vor, einige der führenden Elfenbeinhändler in Sansibar und Mombasa aufzusuchen, in der Hoffnung, von ihnen zumindest zu erfahren, wo sich die Jäger herumtrieben, die ihnen das Elfen-

bein durch Vermittlung der arabischen Händler an der Küste des Indischen Ozeans lieferten. Etwa ein Dutzend indischer Firmen verfügten über das Elfenbeinmonopol, weil Indien der Hauptabnehmer ist. In Indien ist es üblich, daß der Bräutigam seiner Braut zur Hochzeit aus Elfenbein geschnitzte Götterfiguren schenkt. Weitere Verwendung findet Elfenbein beispielsweise bei der Herstellung von Billardkugeln und Schachfiguren. In den letzten Jahrzehnten haben jährlich etwa fünftausend afrikanische Elefanten ihr Leben lassen müssen. Exportiert wurde der größte Teil dieses Elfenbeins durch die indischen Kaufleute in Sansibar und Mombasa.

Mein Besuch bei den Indern wurde ein Mißerfolg. Sie verstanden es, sich reinzuwaschen. »Wir dürfen kein unerlaubtes Elfenbein exportieren«, sagten sie mit einem eher unergründlichen Lächeln. Sie zeigten mir ihre Lager an Stoßzähnen und Hörnern von Rhinozerossen. Das Fach mit der Aufschrift »Kenia« war bei jedem leer. Denn die Jagd auf Kenia-Elefanten war untersagt worden. Ihr Elfenbein ist das beste Afrikas, elastisch und gut schnitzbar – nicht brüchig, wie etwa das der Kongo-Elefanten.

Ich entschloß mich, den Verwalter des Tsavo-Tierparks, des größten Kenias, aufzusuchen. Major Sheldrick war sofort zur Zusammenarbeit bereit. Wir nahmen an einer nächtlichen Patrouille mit Landrovern teil, fuhren stundenlang über Pisten bis zum Galana-Fluß. Auf halbem Weg stießen wir auf einen toten Elefanten. In seinem Leib steckte noch der obere Schaft des zweiteiligen Giftpfeils. Der schwarze Polizeikorporal, der die Patrouille führte, zog den Pfeil aus dem Fleisch und untersuchte die Pfeilspitze. Sie trug eine Zinke. »Jeder der Wilderer hat seine eigenen Zinken auf den Pfeilspitzen. Sie zeigen Stammesmitgliedern, die den Elefanten vor ihm erreichen, an, wem die Stoßzähne gehören. Diese Zinken, über die wir genau Buch führen, werden von Zeit zu Zeit abgeändert. Erwischen wir einen der Jäger, dann belasten wir ihn aufgrund seiner Zinken mit dem Abschuß sichergestellter Elefanten. Durch Spitzel haben wir jeden der Wilderer ausfindig gemacht, der in unserer Kartei eine Sündenkarte erhält. Darauf ist auch seine Zinke eingetragen. Für jeden Elefanten erhält der Überführte ein Jahr Gefängnis. Der größte Teil der Männer des Jägerstammes der Wa-sanja sitzt schon hinter Gittern.«

Der Jägerstamm der Wa-sanja zählt kaum einige tausend Mitglieder. Wenn am Ende alle Männer im Gefängnis sitzen, wird der Stamm sich kaum mehr vermehren oder gar mit der Zeit aussterben. Ich frage mich, ob da nicht ein widersprüchlicher Vorgang vorliegt:

Die Giftpfeile der Wa-sanja bestehen aus einem Hauptschaft, der oben ausgehöhlt ist und in den ein zusätzlicher dünner Schaft eingesetzt wird, der die Spitze und das Gift trägt. Auf der Flucht streift das getroffene Tier den Hauptschaft ab. Findet ihn der Jäger, so weiß er, wenn die Spitze fehlt, daß er getroffen hat.

Die Wildhüter des Tsavo-Nationalparks führen eine Kartothek, in die alle Pfeilspitzen eingezeichnet werden. Informanten nennen ihnen die zugehörigen Elefantenwilderer der Wa-sanja. Jeder hat seine eigene Spitzenform oder Zinke an den Spitzen.

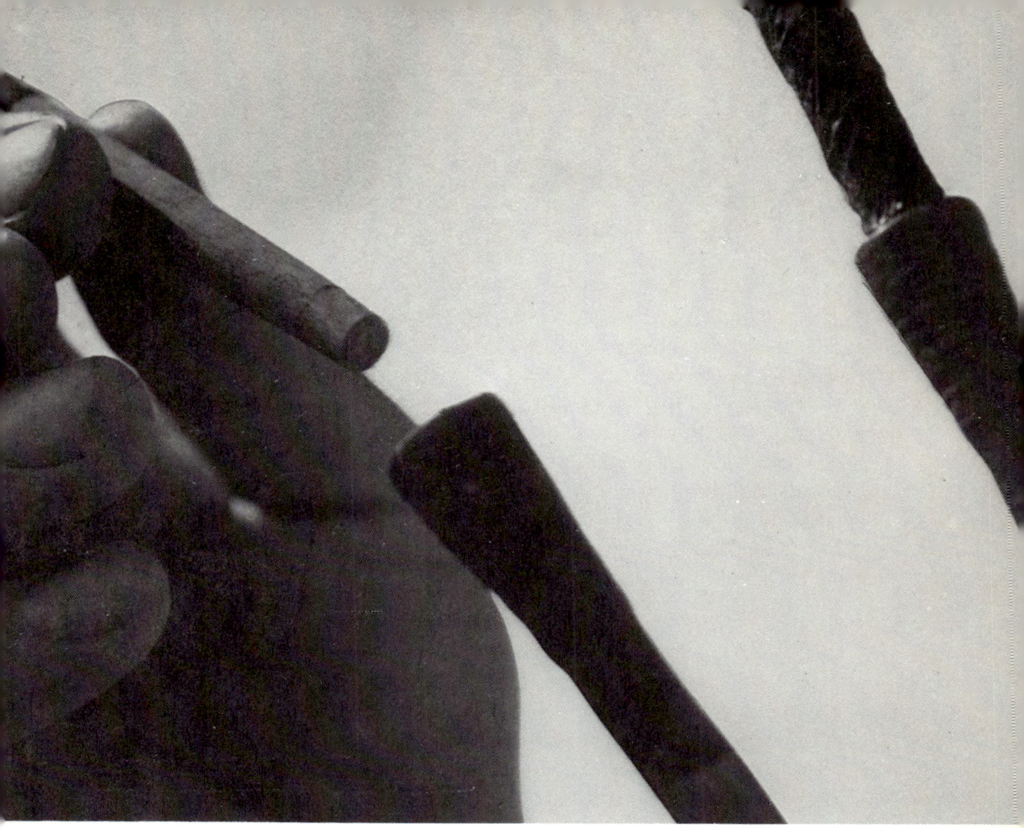

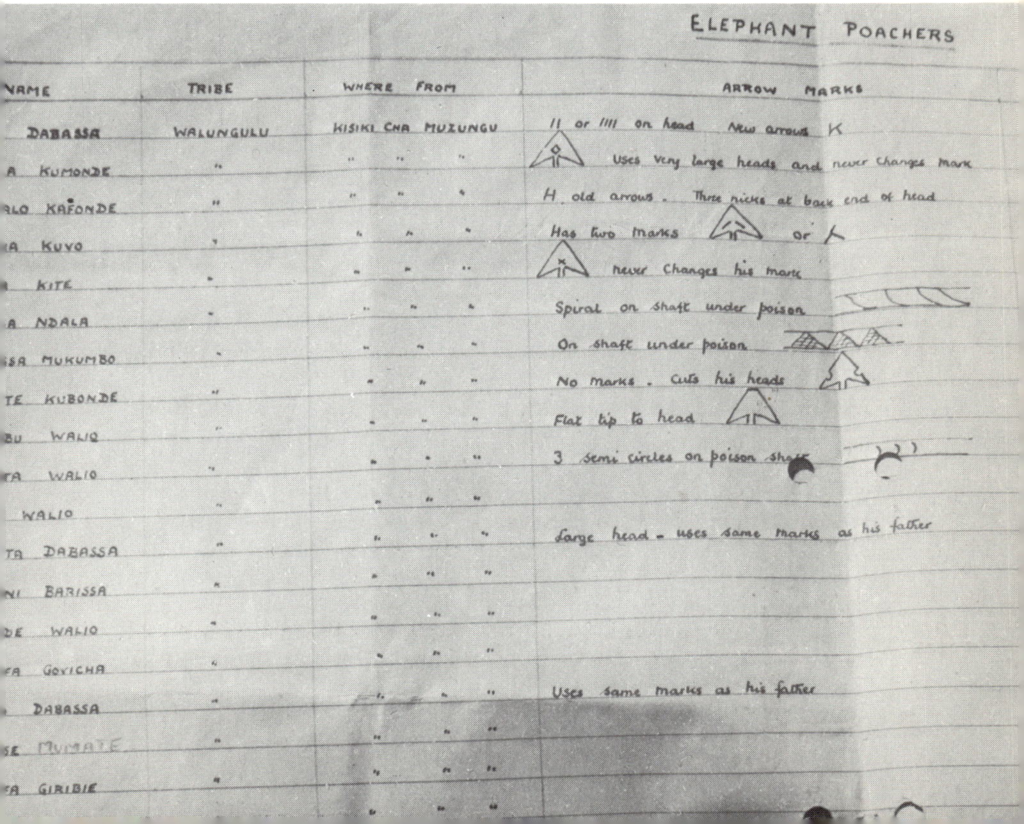

ELEPHANT POACHERS

NAME	TRIBE	WHERE FROM	ARROW MARKS
DABASSA	WALUNGULU	KISIKI CHA MUZUNGU	11 or 1111 on head New arrows K
A KUMONDE	"	" " "	Uses very large heads and never changes mark
ALO KAFONDE	"	" " "	H old arrows. Three nicks at back end of head
A KUVO	"	" " "	Has two marks or
KITE	"	" " "	never changes his mark
A NDALA	"	" " "	Spiral on shaft under poison
SA MUKUMBO	"	" " "	On shaft under poison
TE KUBONDE	"	" " "	No marks. Cuts his heads
BU WALIO	"	" " "	Flat tip to head
TA WALIO	"	" " "	3 semi circles on poison shaft
WALIO	"	" " "	
TA DABASSA	"	" " "	Large head - uses same marks as his father
NI BARISSA	"	" " "	
DE WALIO	"	" " "	
TA GOVICHA	"	" " "	
DABASSA	"	" " "	Uses same marks as his father
SE MUMATE	"	" " "	
TA GIRIBIE	"	" " "	
		" " "	

Man schützt Tiere und läßt gleichzeitig Menschen aussterben, die ja auch zur Natur gehören, die man erhalten will. Während man Elefantenwilderer einsperrte, gab man europäischen oder amerikanischen Jägern die Erlaubnis, gegen ein hohes Schußgeld im selben Gebiet immerhin einzelne Elefanten zu erlegen. Vielleicht entsteht, bevor es dazu zu spät ist, die Wissenschaft der »Ethno-Zoologie«, die sich eingehend mit dem Zusammenleben sogenannter wilder Stämme mit der Tierwelt befaßt. Beispielsweise weiden die Massai ihre Rinderherden mitten unter den Zebras, Gnus und Antilopen der Steppe.

Im Übereifer war ein während Jahrhunderten entstandenes Gleichgewicht zwischen Wa-sanja und Elefanten in Nordkenia gestört worden. Die Folge: Die Elefanten nahmen so rasch zu, daß der Busch und Urwald ihnen nicht mehr genügend Nahrung versprachen. Man mußte, um die gesamten Elefanten zu retten, den Abschuß von Hunderten der Dickhäuter erlauben.

Symbiose Jäger/Ackerbauer

Der Besuch im Tsavo-Park erbrachte jedenfalls die wichtige Erkenntnis, daß Hersteller und Benutzer des Pfeilgiftes nicht identisch sind. Im Urwaldgebiet des Hinterlandes, im Norden von Mombasa, leben die nördlichst ansässigen Bantu, die Wa-Giriama, die zu den neun Nyika-Stämmen zählen. *Nyika* ist ein Suaheliwort und bedeutet soviel wie »Buschwald«. Nun ist der Urwald im Norden Mombasas kein Busch-, sondern hochstämmiger Urwald mit dichtem Unterholz. Dieses Urwaldgebiet mißt nur etwa 70 auf 40 Kilometer und liegt wie eine kleine Insel im unermeßlichen Steppengebiet, das von Galla, Somal und Wa-sanja beherrscht wird. Diese Wa-Giriama waren (und sind teilweise noch) die Lieferanten des Pfeilgiftes, das sie aus der bei ihnen wachsenden Acokanthera auskochen. Daß dieser kleine Stamm sich während Jahrhunderten gegenüber den kriegerischen Nomaden ihrer Umwelt zu behaupten vermochte, verdankt er seiner Abschrekkungswaffe, dem Pfeilgift. Wer sich in diesen dichten Urwald hineinwagte, wurde aus dem Hinterhalt lautlos umgebracht.

Für die Steppennomaden war der Urwald wirtschaftlich wertlos, so daß der Lebenseinsatz sich nicht lohnte, um so mehr als Galla und Somal gegeneinander ständig im Krieg lagen, um die wenigen vorhandenen Wasserstellen in ihre Gewalt zu bringen.

Welch großen Schutz Urwälder zu bieten vermögen, geht aus dem Mau-Mau-Krieg hervor. In einem Urwaldgebiet, das nicht viel größer ist als das der Wa-Giriama, konnten 6000 schlecht bewaffnete Mau-Mau-Krieger 30000 britischen Soldaten, Polizisten und 70000 schwarzen Hilfstruppen während sieben Jahren widerstehen.

Im Urwaldgebiet der Wa-Giriama gibt es sehr wenig Wildtiere, so daß diesem Stamm die nötigen Proteine fehlen. So lieferten sie Pfeilgift an die benachbarten Wa-sanja-Jäger, die mit Dörr- oder Frischfleisch bezahlten. Eine echte Symbiose.

Da mein Auftrag auf Lieferung von Pflanzenteilen der Acokanthera lautete, konzentrierte ich mich jetzt auf die Wa-Giriama. Daß sogar Politik den Botaniker einzuschränken vermag, sollten auch wir erfahren. Die Sendlinge der Geheimgesellschaft Mau-Mau, die ins Küstenhinterland abgeordnet wurden, um dort den Aufstand gegen die Engländer zu betreiben, waren unterwegs, als wir uns anschickten, in das Urwaldgebiet einzudringen. Die britischen Behörden hatten diese Zone als Sperrgebiet bezeichnet und dessen Betreten verboten. Das erfuhren wir erst, als wir an der Küste wieder zum Vorschein gekommen waren. Wir benutzten eine beinahe unsichtbare Piste, die von der Hauptstraße Nairobi-Mombasa nach Norden abzweigt. Bald schon gerieten wir in sumpfiges Gelände. Die ersten Gewitter der Regenzeit waren schon niedergeprasselt.

Ich will hier auf die Beschreibung der mühseligen Fahrt verzichten; ich will nur verraten, daß wir alle paar Kilometer überlegten, ob wir nicht umkehren sollten. Wir übernachteten, ohne es zu wissen, in einem Ahnenfriedhof und wurden um Mitternacht von den Bewohnern des nächsten Dorfes aufgestöbert. Nur sofortige Flucht rettete uns vor ihrer Rache. Wir gelangten dann nach Bamba, dem Hauptort des Giriamalandes, der aus wenigen Hütten besteht.

Ein Sippenältester namens Mudata wa Tuva wirkte als Vertreter der Regierung Ihrer Majestät, der Königin von Großbritannien. Sein Ausweis war ein Metallschild an seinem Fez. Er trug diese muselmanische Kopfbedeckung, obwohl er mehr Animist als Moslem war. Er sprach recht wenig Englisch, das aber für unsere Zwecke genügte. Ich will die eher lang andauernde Auseinandersetzung im Zeitraffer skizzieren.

Ich bat Mudata wa Tuva, der selber Magier seines Stammes war, seine Kollegen – etwa zwanzig Medizinmänner – zu versammeln und ihnen mitzuteilen, daß ich das Rezept des Pfeilgiftes suche. Es geschehe dies im Interesse einer leidenden Menschheit, und damit in ihrem eigenen. Man könne aus Utsungu in Europa eine Medizin herstellen, die Herzkranken helfe. Als wir am Lagerfeuer zusammensaßen und Mudata meine Bitte vortrug, herrschte eisiges Schweigen. Mudata wandte sich mir zu und flüsterte: »Sie sind nicht bereit, unser Geheimnis preiszugeben.« Alle weiteren Versuche blieben erfolglos. Ich war schon bereit, aufzugeben, als Mudata uns nach einigen Tagen in sein Dorf im Urwald einlud. Dort verbrachten wir einige Tage und Nächte und nahmen teil am Alltag von Animisten. Schon als wir nach einer längeren Wanderung durch den Urwald den Kral der Familie Mudatas erreichten, mußten wir uns unter dem Eingang im Zaun bükken, trotzdem berührten wir noch einige seltsam geformte Zweige über uns. Sie sollten die bösen Geister von uns abstreifen, die wir als böse Weiße sicher mit uns führten und die vermutlich auf unseren Tropenhelmen saßen.

Der Empfang war sehr herzlich. Wir wurden dem Sippenältesten außer Dienst, also dem Großvater, vorgeführt, der gerade dabei war, aus einer Kalebasse Palmwein zu trinken. Vorher hatte er einige Tropfen auf eine Reihe von Holzpflöcken versprüht, die vor seinem Hütteneingang im Erdreich steckten. Hinter diesen Pflöcken entdeckten wir eine Reihe von kleinen Erdhöckern. Es waren die Erhöhungen, die dadurch entstanden waren, daß die Toten der Sippe dort in senkrechter Stellung begraben worden waren – und zwar eben gerade so tief, daß ihre Schädeldecken noch herausragten und mit Erde zugedeckt werden mußten. Da ihre Seelen kaum mehr Substanz aufweisen, begnügen sie sich mit wenigen Tropfen Palmwein. Wird ihnen ihr Lieblingsgetränk aber nicht verabfolgt, rächen sie sich durch Provokation von Unfällen, Krankheiten oder gar Tod.

Auch Mitglieder des Stammes, die außerhalb ihres Stammesgebietes umkommen, wissen sich zu rächen, wenn ihre Leiche nicht in den Kral ihrer Sippe gebracht wird. Der Ahnenkult ist unerbittlich. Für die Toten, die besonders

verehrt wurden, hatte der Sippenälteste nicht nur Pflöcke (Totenbretter) eingesetzt, sondern rohgeschnitzte Bretter, die den Umriß menschlicher Figuren verrieten. Sie erhielten auch einen »Extraguß« an Palmwein.
Nach einiger Zeit hatten wir uns mit der ganzen Sippe angefreundet. Und eines Abends, als ich mit Mudata allein am Herdfeuer saß, sagte er: »Bwana [Herr], ich habe lange nachgedacht. Meine beiden Söhne sind in einer christlichen Missionsschule bei Mombasa ausgebildet worden. Sie haben mir letzthin gesagt, daß sie das Geheimnis unserer Vorväter, das Rezept der Herstellung von Pfeilgift, nicht erfahren wollen. Es sei Teufelswerk, hätten die Missionare gesagt. Sie würden in die Hölle fahren, wenn sie von mir das Geheimnis übernähmen. Da habe ich mir jetzt gesagt, wenn das Rezept verlorengehen soll, es besser ist, daß ich es dir gebe, damit man in Europa daraus eine Medizin macht, die besser ist als die unsrige. Ich werde dir also das Rezept übergeben.«

Magische Urwaldlichtung

Am folgenden Morgen wanderten wir auf einem engen Urwaldpfad in den dichten Urwald hinein, bis wir plötzlich in eine weite Lichtung gelangten. Papageien flogen krächzend über einen saphirblauen kleinen See, um unter den Blättern von Kokospalmen Schutz zu suchen. Kolibris schwirrten über Orchideen am Waldrand. Und mitten in einer weiten Grasfläche standen wie dunkle Wächter ein halbes Dutzend etwa drei Meter hoher, dunkelgrüner Büsche. Jeder setzte sich aus etwa zwanzig Einzelstämmen zusammen. Als wir uns diesen Büschen näherten, umfing uns ein Duft, der mich an Flieder erinnerte. Wir entdeckten jetzt auch die weißen Blüten. Am selben Zweig saßen schon grüne, olivenartige Beeren, die in einigen Wochen rot und dann blau werden würden. Rund um die Basis der Sträucher hatten sich Dutzende von Sprößlingen angesammelt. Einige davon konnten Peter Bally übergeben werden, der sie in seinem Garten in Nairobi anpflanzte.
Leider mußte Bally sein Haus in Nairobi für mehrere Jahre verlassen. In dieser Zeit sind die Jungpflanzen eingegangen.
Sie werden es erraten haben: Wir befanden uns vor einer Spitzenproduktion der Pflanzenzüchtung der Wa-Giriama! »Mein Urgroßvater hatte Schößlinge mitgebracht, als unsere Sippe sich vor den Galla zurückziehen mußte. Unser Urwald war infolge Austrocknung der Randgebiete kleiner geworden und schützte uns in diesem Bereich nicht mehr«, erklärte Mudata. »So nahm mein Urgroßvater, der Magier war wie ich, diese Pflänzchen mit und setzte sie hier in dieser verborgenen Lichtung ein. Das Gift dieser Büsche ist so stark, daß ihm nichts mehr beigefügt werden muß.« Ich horchte auf. Was wurde denn in den anderen Fällen beigemischt? Diese Frage stellte ich Mudata. Während einige Mitglieder seiner Sippe Wurzeln, Äste, Blüten und grüne Früchte sowie Sämlinge der Sträucher wegtrugen, nahm mich Mudata wa Tuva am Arm und führte mich in den Urwald hinein.

Wie Pfeilgift verstärkt wird

Mudata erklärte mir, daß wir zusammen am folgenden Tag zurückkehren würden, um weitere Giftpflanzen einzusammeln, die dem Pfeilgift beigegeben würden, um dessen Wirksamkeit noch zu steigern. Das von uns geborgene Material genüge allerdings ohne Zusatz. Aber wenn man einige weitere Pflanzen und

Tiergifte beifüge, entstehe ein Gift, das wie ein Blitz einschlage.
Im Morgengrauen waren wir zu zweit wieder unterwegs. Mudata hieb plötzlich mit seinem Buschmesser eine Schneise in den dichten Busch. Wir erreichten einen kleinen Strauch, von dem er einen Zweig schnitt. Ein milchiger Saft tropfte nieder. »Diesen Strauch nennen wir Mugulare«, sagte Mudata, während er mir weitere Zweige mit lanzettenförmigen, dunkelgrünen Blättern überreichte. Ich legte sie in meine Herbarfolien ein. Mudata fügte bei, daß Mugulare, fein zerschnitten, Utsungu (Acokanthera) beigefügt werde wie Salz in eine Suppe, bevor es ausgekocht würde. Er erwähnte eine weitere Pflanze, eine Knolle, die zerschnitten mitgekocht werde. Die Wa-Giriama nennen sie Mariga. Sie wächst nur in der Nähe des Ortes Kaloleni, unweit der Küste des Indischen Ozeans.
Wir fuhren später nach Kaloleni und erhielten vom Sohn eines Wa-Giriama-Ältesten namens Muraamba einige Knollen, die gerade einige wenige Sprossen getrieben hatten.
Nachdem ich die Herbarmuster nach Kew-Gardens in England gesandt hatte, wurden sie recht bald schon bestimmt. Bei Mugulare handelte es sich um *Sapium Madagascarensis* und bei Mariga um eine Dioscorea, die nicht näher bestimmt werden konnte.
Die Milch des Sapium hat entzündungsfördernde Eigenschaften. Und die Dioscorea ist ein zusätzliches Gift, das die Viehnomaden einander in die Brunnen streuen, wenn sie sich in Fehde befinden. Vieh, das dieses Wasser aus den Wasserlöchern trinkt, geht zugrunde. Nicht genug, fügen die Wa-Giriama ihrem Gebräu noch Köpfe von Giftschlangen bei, deren Giftdrüsen sich im Kochprozeß mit Utsungu vermischen. Ferner wird die Elefantenspringmaus (Rüsselmaus) beigegeben. Ihre Wirkung gehört in den Bereich der Magie. Die Wa-Giriama haben festgestellt, daß eine Elefantenspringmaus *(Elephant shrew)* immer geradeaus läuft, etwa auf einem Urwaldpfad, ohne seitwärts auszubrechen. Wir kennen diese Verhaltensweise bei uns etwa von Kälbern, die wir als Autofahrer auf einer Bergstraße antreffen. Da ein Elefant je nach Treffsicherheit des Jägers mit seinem Giftpfeil im Leib 100 bis 500 Meter zurücklegt, bevor er zusammenbricht, ist es wichtig, daß er geradeaus läuft und nicht im Busch – womöglich in einem Sumpf – verschwindet. Mischt man also tote Elefantenspringmäuse dem Giftbrei bei, so wird dieser die Eigenschaften dieses Nagers übernehmen und – immer nach magischen Überlegungen – dafür sorgen, daß die Beute eben auch geradeaus flieht. Und da soll ein Chemiker in einem Basler Labor aus dem Giftklumpen herausfinden, woraus er zusammengesetzt ist!
Die Wa-sanja sind in unserem Sinn keine guten Schützen. Sie schleichen die Elefanten bis auf etwa sechs Meter an, um den Giftpfeil abzuschießen. Er soll möglichst tief durch die dicke Haut eindringen, um eine rasche Wirkung zu erzielen. Der Tod tritt durch Erstickung ein.
Die Stoßzähne werden ausgebrochen und in Stücke zersägt, die in Palmfasersäcken nachts an die Küste des Indischen Ozeans geschleppt werden. Dort bringen Suaheli das Schmuggelgut in schwarzen Einbäumen bis ans Korallenriff – etwa einen Kilometer durch die Lagunen. Außerhalb des Riffs wartet der Monsunsegler, der die Säcke mitnimmt. Die Küstenaraber und Suaheli, die den Handel betreiben, beteiligen sich nie direkt am Schmuggel. Wird einer der Schmuggler erwischt, so wandert er ins Gefängnis. Sein Auftraggeber sorgt inzwischen für den Unterhalt der Familie

und zahlt ihm nach seiner Entlassung ein Schmerzensgeld aus.
Der Versuch, dem Pfeilgift nachzuspüren, kann lebensgefährlich werden. Man hat es mit Kriminellen zu tun, die vor nichts zurückschrecken. Wir erfuhren diese Hintergründe erst, als wir bei Kilifi an der Küste wieder ans Tageslicht gelangten und prompt verhaftet wurden.

Gegengift?

Der damalige Chef des britischen Geheimdienstes, dem die Küste und das Hinterland bis hinauf an die äthiopische Grenze unterstand, nahm uns ins Verhör. Wir waren ohne Erlaubnis in ein Sperrgebiet eingereist und mochten zu einer Steigerung der Tätigkeit der Mau-Mau-Agenten beigetragen haben. Diese witterten ein Eingreifen der britischen Polizei und suchten sich noch vorsichtiger zu tarnen. Wir wurden nach einigen Tagen entlassen – und lebten dann als Gäste des Polizeichefs einige Zeit in Kilifi.
Ich hatte versprechen müssen, die britische Kolonialbehörde zu benachrichtigen, falls ein Gegengift gegen Ouabain gefunden würde. Daran hatte man ein großes Interesse. Denn man rechnete mit dem Einsatz des Giftes durch die Mau-Mau-Krieger und deren Verbündete unter den Wa-Giriama und anderer Nyika-Stämme im Süden. Bis heute ist kein Gegengift gefunden worden.

Eine gefährliche Familie

Die Acokanthera gehört neben dem Strophanthus zu einer Pflanzenfamilie, die manches Giftkraut aufweist. Wir würden unter ihnen nicht das Immergrün unserer Wälder und den Oleander suchen, der sehr giftig ist. Und wer die Tropen bereist hat, wird sich der gelblich blühenden Frangipania *(Plumeria)* entsinnen, deren abgefallene Blüten noch tagelang weiterduften. Von ihrer Heimat, den Antillen, aus hat sie sich außer in Australien in der ganzen Tropenwelt verbreitet. Auch die wie Magnolien duftenden, gelben Blüten der Allamanda bleiben dem unvergeßlich, der das mittlere Hochland Mexikos und Zentralamerikas bereist hat, abgesehen davon, daß *Allamanda nobilis* überall in Tropengärten angepflanzt wird. Die *Cerbera venenifera,* eine Schwimmfrucht aus Madagaskar, wurde von den Franzosen weitgehend ausgerottet (um sich wieder zu verbreiten), da sie zu Gottesgerichten – zu Ordalien – verwendet wurde und teilweise immer noch wird. In Guayana und im Amazonasgebiet wächst die Guachamaca – botanisch *Malouetia nitida.* Sie ist in allen ihren Teilen äußerst giftig. Die Einheimischen sollen es nicht einmal wagen, ihr Holz zu verfeuern, da der Rauch giftig wirke. Auch Peru verfügt über eine Apocynacee, von der behauptet wird, daß schon wenige ihrer glänzenden Blätter ein Pferd umbringen.
Abgesehen von diesen giftigen Familienmitgliedern gehören auch ungiftige Arten zur vierten Familie der zweiten Ordnung der Contortae (deren Krone in der Knospenlage oft gedreht ist): Die Rauwolfia, deren Wirkstoff Reserpin auf das sympathische Nervensystem wirkt, wird in der Medizin verwendet. Einige Kautschukpflanzen – etwa die afrikanische Landolphia – und der südamerikanische Quebracho-Baum sind ebenfalls mit von der Partie, wie die *Cuma macrocarpa,* deren weiße Milch trinkbar ist, so daß man vom »Milchbaum« spricht, dessen Früchte ein Frühstück ergänzen. Manchen ist noch Guttapercha ein Begriff, ein Latex, der – als elastische kautschukartige Masse – zum

Isolieren von Kabeln, Schläuchen und bei der Herstellung gewisser Verbandsstoffe verwendet wird.
In Südamerika wächst die Ambelania, die das Balsa-Holz im Schiffsbau ersetzt, und eine Aspidosperma mit einem Stamm, der aus sternförmig angeordneten fertigen Brettern besteht, aus denen die Einheimischen Ruderblätter schneiden. Zwischen Gambia, Kongo und Uganda wächst eine andere Apocynacee, die *Alstonia congensis,* aus der Masken, Tamtams und Musikinstrumente geschnitzt werden. Die Leute vom Stamm der Fang in Gabun sollen den Milchsaft dieser Pflanze als Gegengift gegen Pfeilgift aus Strophanthus verwenden.
Unsere seltsame Pflanzenfamilie ist sogar in biblische Bereiche eingegangen: Eva soll vom erwähnten Guttapercha-Baum eine Frucht gepflückt haben – nicht von einem Apfelbaum. Die Früchte der *Tabernae montana* weisen eine Eigenart auf. Sie scheinen alle leicht angebissen, sozusagen von Geburt her. Evas Biß hatte zur Folge, daß die Frucht infolge ihrer Verbindung mit sündhaftem Geschehen giftig geworden ist. Jedenfalls behaupten dies gewisse Malaien. *Apocynum* heißt etymologisch: »Hunde weg!«. Wir tun gut daran, von einigen der Apocynaceen auch Menschen fernzuhalten.
Die gefährlichsten Vertreter sind auf jeden Fall Strophanthus und Acokanthera. Ihr Gift ist so stark, daß die Einheimischen es jedenfalls nicht gewagt haben, die Acokanthera medizinisch zu verwerten. Unsere Mediziner verabfolgen kaum je mehr als eine Dosis, die ein halbes Milligramm Strophanthin oder Ouabain enthält. Für die einfachen Stammesleute und ihre Medizinmänner waren solche präzise Dosierungen ganz einfach unmöglich.

Ouabain in der Retorte

Bevor wir Kilifi verließen, deponierte ich einen Betrag bei der Polizei, den Mudata wa Tuva gegen Ablieferung eines Kilogramms Samen der Acokanthera seiner Waldlichtung erhalten sollte. Die Samen waren zur Zeit unseres Besuchs noch nicht reif. Diese Samen gelangten denn auch nach Basel und wurden zum wertvollsten Untersuchungsmaterial. Samen sind leichter zu untersuchen als Zweige, Blätter und Wurzeln. Die Samen weisen den höchsten und konstantesten Gehalt an Ouabain auf. Das Fruchtfleisch der reifen Früchte ist der einzige für den Menschen genießbare Teil der Acokanthera, das jedoch äußerst vorsichtig abgelöst werden muß und nur im Notfall verspeist wird – wenn eben nichts anderes verfügbar ist.
Die Wa-Giriama verwenden für die Giftzubereitung in erster Linie dickere Zweige, die dieselben Glykoside wie die Samen enthalten, wie im Labor festgestellt werden konnte. Das gilt jedoch nur für *Acokanthera schimperi,* die im Giriama-Land gedeiht. In anderen Varietäten wurden bedeutende qualitative Unterschiede zwischen Gift aus Zweigen und solchem aus Samen festgestellt.
Alle bisher bekannten und untersuchten Sippen von Acokanthera enthalten reichliche Mengen von Cardenoglykosiden (im Pflanzenreich weit verbreitete stickstofffreie Substanzen). Zwei extreme Sippen von Acokanthera sind *Acokanthera oppositifolia* in Südafrika und *Acokanthera schimperi* in Nordostafrika. Sie stellen nicht nur geographisch, sondern auch chemisch am deutlichsten unterschiedene Arten dar. Im Gebiet der Wa-Giriama wächst die Unterart *Acokanthera ouabaio* der Art *Acokanthera schimperi.*
Im Jahr 1949 wurde durch die südafri-

kanische Chemikergruppe D. P. Veldsman und G. Don ein weiteres Glykosid aus *Acokanthera oppositifolia* isoliert: kristallisiertes Acovenosid A.

Dieser Stoff wird aus Samen leichter erhalten als aus dem Holz und kommt auch in andern Acokanthera-Arten vor – ausgenommen beispielsweise in der *Acokanthera ouabaio* im Giriama-Land. Manche Acokanthera-Arten enthalten nur Acovenosid A und fast oder überhaupt kein Ouabain. Dies mag zeigen, wie wichtig es war, verschiedene Unterarten auf ihren Giftgehalt hin chemisch zu untersuchen. Die Arbeit der Botaniker, die oft jahrelang unter großen Strapazen Unterarten einer Pflanzenart suchen und genau beschreiben, wird gelegentlich plötzlich im Nutzbereich durch Erfolg gekrönt. Wenn eine beispielsweise als medizinisch wertvoll erkannte Pflanze eingesammelt werden soll, muß der Sammler eine präzise Anleitung erhalten. Sonst sammelt er womöglich Pflanzen, die gerade den gewünschten Wirkstoff nicht oder in nur geringen Mengen enthalten.

Im Fall des Ouabains hat sich diese Überlegung an einem Beispiel jedenfalls bewährt. Die Analyse des Materials, das aus Giriama-Land in Basel eintraf – Holz, Blätter und Wurzeln und anschließend Samen –, wurde nach neuesten Methoden durchgeführt. Für analytische Zwecke (Kontrollen) verwendet man Papierchromatographie. Man bringt dabei wenige Mikrogramm (10^{-6} g) des Gemisches auf einen Papierstreifen und läßt ein Lösungsmittel von oben her durchtropfen oder von unten her aufsaugen. Die getrennten Stoffe erscheinen nach dem Entwickeln als farbige Flecke, deren Laufstrecke mit bekannten Stoffen verglichen wird. Auf diese Weise können geringste Mengen an Substanzen getrennt werden.

Ich hatte schon vom Osthang des eritreischen Hochlandes Acokanthera-Material nach Basel gesandt, das als *Acokanthera schimperi var. schimperi* erkannt wurde. Übrigens war das Einsammeln dieses Materials, wie erwähnt, gefährlich, da große Herden von Mantelpavianen mich als unerwünschten Mitesser von Opuntienfrüchten mit fletschenden Zähnen wegwiesen.

Die Analyse dieses Materials ergab, daß immerhin ein höherer Gehalt an Ouabain vorhanden war als in der südafrikanischen *Acokanthera oppositifolia.*

Was überrascht, ist der Umstand, daß die Wa-Giriama und andere Stämme, die Pfeilgift zubereiten, die Unterarten, die sich morphologisch nur ganz wenig unterscheiden, auseinanderzuhalten wissen und die wirksamsten ausscheiden. Sie wählen die Sträucher aufgrund von Versuchen an Fröschen aus, bevor sie größere Mengen des Holzes auskochen. Das Holz wird zerkleinert; die erwähnten Zutaten werden beigegeben und das Ganze in irdenen oder eisernen Töpfen so lange unter Zufügung von Wasser gekocht, bis ein eingedickter Brei entsteht. Das kann viele Stunden dauern.

Untersuchungen ergaben, daß Acovenosid halb so giftig ist wie Ouabain. Da letzteres eine sehr hohe Wasserlöslichkeit aufweist, verteilt es sich rascher in der Blutbahn. Acovenosid ist wenig wasserlöslich. Das getroffene Wild hat, wenn zu wenig Gift vorhanden ist, die Chance, so weit zu flüchten, daß es nur schwer aufzufinden ist. Sowohl Ouabain wie Acovenosid A kristallisieren ausgezeichnet.

Die chemischen Untersuchungen am Material aus Giriama-Land und Eritrea nahmen zwei volle Jahre in Anspruch, wobei ein Viererteam eingesetzt war. Über vier Jahre verteilt, hatte ich zwischen Rotem Meer und Indischem Ozean Acokanthera-Material nach Basel gesandt. Und zwei Jahre dauerte die

Analyse. Jahre zuvor hatte schon Peter Bally Untersuchungsmaterial gesammelt. So verstrich wohl ein gutes Jahrzehnt im Bemühen, den Giftstoff einer einzigen Pflanzenart wissenschaftlich zu beschreiben. Angesichts der Übereinstimmung der chemischen Struktur mit Strophanthus waren gesonderte klinische Experimente immer noch sinnvoll, vor allem im Zusammenwirken aller Substanzen im Naturprodukt.

Man konnte sich also weiterhin auf eine afrikanische Liane beschränken, die ein Glykosid enthält, das – wie wir jetzt wissen – dem Ouabain entspricht: Es handelt sich um den Strophanthus.

Afrikaforschung und Lianen

Die größte Sorge Livingstones

Die protugiesischen Sklavenhändler in Moçambique und Angola kannten sehr gut die Hauptgefahr, mit der sie sich auf ihren Sklavenzügen auseinanderzusetzen hatten: vergiftete Pfeile! Sie wirkten genau so rasch wie Kugeln aus portugiesischen Flinten und bildeten eine Abschreckungswaffe, die vor allem einer Pflanze zuzuschreiben ist, dem Strophanthus.

Im Bericht über seine Expedition an den Sambesi erwähnte der schottische Missionar David Livingstone – im Jahr 1865 – folgendes:

»Am Njassasee trafen wir eine Art Gift an, von dem es hieß, es werde zur Tötung von Menschen verwendet. Es wurde an Pfeilschäften, gleich hinter der hölzernen Spitze, angebracht und mit einem getrockneten Maisblatt umwunden, damit der Krieger sich nicht selber verletzen und vergiften konnte. Wenn man nur ein winziges Stück von diesem Gift mit der Zunge berührt, so ist diese gelähmt.«

Livingstone fand im Hochland des Schire, im Gebiet dieses Nebenflusses des Sambesi sowie im Wohngebiet der Manganja am Njassasee solches Gift, das die Einheimischen als *kombé* bezeichneten.

Sein Begleiter Kirk beschrieb die Giftpflanze: Es handelte sich um einen verholzten Kletterstrauch mit mehreren Zoll dicken Ästen, der auf hohe Bäume hinaufklettert und wie Weinreben von einem Baum zum andern Gardinen bildet. Die blaßgelben Blüten erschienen in den Monaten, die dem ersten Regen vorausgingen.

Kirk hatte sogar zufällig die auf das Herz einwirkende Eigenschaft des Giftes erkannt. Er führte in einer Tasche ein wenig von dem Pfeilgift mit und nahm seine Zahnbürste daraus hervor. Er hatte einen bitteren Geschmack im Mund, als er sich die Zähne reinigte. Er schrieb dies dem Griff der Bürste zu, mit der er gelegentlich Chinin aus einer Dose geholt hatte. Er hatte infolge einer Erkältung einen erhöhten Puls und stellte fest, daß er ersichtlich sank. Livingstone sprach denn auch später in einem seiner Berichte von der Möglichkeit, das Gift medizinisch zu verwenden. Hier muß erwähnt werden, daß Strophanthus nicht oral, also durch den Mund, wirkt, sondern nur durch Injektion in die Blutbahn. Daraus wird ersichtlich, daß in diesem Bericht etwas nicht stimmt.

Er war auf seinen Expeditionen auch Fallspeeren begegnet, die als Selbstschußwaffen gegen Nilpferde über Flußufern angebracht waren. Löste ein Dickhäuter den Mechanismus aus, so stürzte ein schwerer, mit kurzen Fallspeeren versehener Balken auf dessen Rücken, wobei die vergifteten Spitzen tief in sein Fleisch einschlugen. Das getroffene Tier verendete – nach seinen Angaben – nach einigen Stunden.

Strophanthus kombé

Der Toxikologe Louis Lewin, der David Livingstones Berichte ein halbes Jahrhundert später prüfte, behauptete, eine Art Strophanthuswelle sei von Norden und Nordosten her an den Sambesi gelangt. Unter den Buschmännern der Kalahari feierte Strophanthus anschließend seine Auferstehung, und die Annahme, der Sambesi sei die südlichste Grenze der Verwendung dieses Pfeilgiftes, bestätigte sich nicht.
Im Lauf von Jahrzehnten hatten Forscher festgestellt, daß Strophanthus vom Typ kombé bis ins nordwestlichste Afrika verbreitet ist. Eine Zeitlang wurde diese Pflanze in Westafrika in größeren Regionen regelrecht angepflanzt. Doch liefern heute die Wildpflanzen genügend Rohmaterial für die Verarbeitung in den pharmazeutischen Unternehmen Europas und Nordamerikas. Die hohe Giftigkeit der verwendeten Strophanthusarten ermöglicht es der Industrie, mit geringen Mengen Rohmaterial auszukommen, so daß sich der plantagenmäßige Anbau erübrigt, nachdem Cortison, das ja auch aus diesen Pflanzen gewonnen wurde, von der mexikanischen Dioscorea zu niedrigeren Kosten erhältlich ist. Jene westafrikanischen Bauern, die aufgrund der großen Nachfrage seinerzeit Strophanthusgärten angelegt hatten, haben eine Einnahmequelle verloren. Man denkt bei uns kaum an diese wirtschaftlichen Zusammenhänge. Aber dafür geht es einigen mexikanischen Bauern vermutlich besser, die sich mit der Dioscorea abgeben.
Das aus den Samen von *Strophanthus kombé* gewonnene rohe Herzgift wird als k-Strophanthidin bezeichnet, eines der kristallisierten Glykoside als k-Strophanthidin- Beta.
Die Samen von *Strophanthus gratus* sind auch heute noch die beste Quelle zur Isolierung von Ouabain, das – wie gesagt – auch als g-Strophanthidin bezeichnet wird.
Man darf betonen, um Verwirrung auszuschließen, daß das Pfeilgift im Strophanthus mit jenem in der Acokanthera (Ouabain genannt) chemisch identisch ist. Das Ouabain wird als g-Strophanthidin bezeichnet, damit nicht zwei Bezeichnungen, die chemisch gleichwertig sind, gleichzeitig verwendet werden.
g-Strophanthidin enthält ähnliche Stoffe wie k-Strophanthidin aus *Strophanthus kombé*. Neben *Strophanthus kombé* und *Strophanthus gratus* dient in gewissen Gebieten Westafrikas *Strophanthus sarmentosus* zur Giftherstellung. Die zahlreichen übrigen Unterarten spielen eine geringe Rolle, vor allem, weil sie selten sind und überdies wenig Gift enthalten.
Eine Liste der Arten, Unterarten und synonymen Bezeichnungen von Strophanthus, die der Forscher J. Monachino 1951 zusammenstellte, enthält etwa 170 Bezeichnungen! So wurde Strophanthus nicht nur in seinen Unterarten verschiedenartig benannt, sondern erhielt auch viele Hauptbezeichnungen wie Cercocoma, Christya, Roupellia, Faskia, Zygonerion, Echites, Apocynum, Nerium, Pergularia, Emericia, Periploca, Streptocaulon.
Stanley wußte zu berichten, daß die Eingeborenen die in einer etwa 30 Zentimeter langen Balgkapsel sitzenden bohnengroßen Samen zu einer rötlichen Paste zerstoßen. Die Samen weisen einen langgestielten fedrigen Schopf auf. Sie sind sehr ölhaltig und haben einen bitteren Geschmack. Der Brei, der mit einer latexhaltigen, klebrigen Substanz

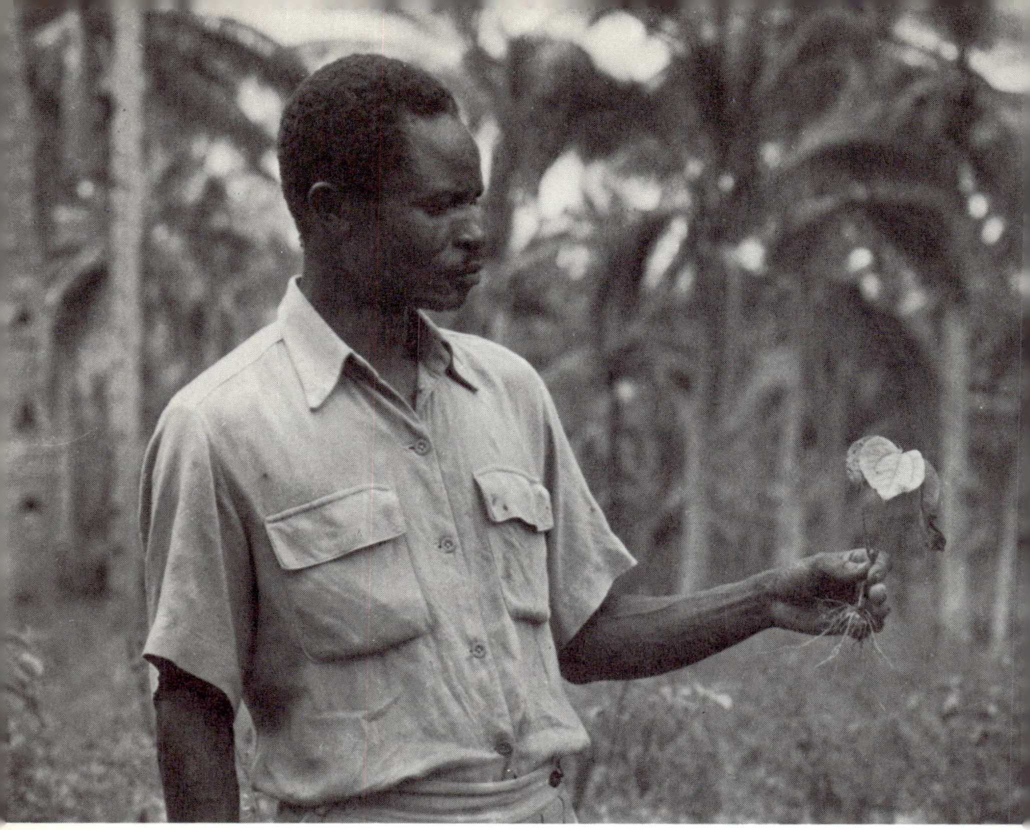

Die Dioscorea madagascarensis enthält das Dioscorin und Dioscorein, Gifte, die vor allem auf die Atemwege lähmend wirken. Die zerschnittene Knolle wird vielfach der Acokanthera beigemengt.

vermischt wird (Rindensaft einer Tiliacee), hält auf diese Weise, in Lagen um den Pfeilspitzenhals angeklebt, besser. Die Gefahr, daß er austrocknet und abfällt, wird so verringert. Livingstone wußte zu berichten, daß die Manganja – die übrigens Pfeilspitzen mit Widerhaken verwenden – das Fleisch des getroffenen Wildes um die Einschußstelle herum ausschneiden, um den Rest zu verspeisen. Der Stamm der Chipeta jedoch verwendet Giftpfeile nur im Kampf gegen menschliche Gegner und ißt kein Fleisch von Tieren, die durch Giftpfeile erlegt wurden. Solche kontrastierende Einstellungen finden wir durch ganz Afrika hindurch in allen Lebensfragen – übrigens bis hinein ins politische Leben. Hart nebeneinander mögen Stämme leben, deren einer von einem Despoten regiert wird, während der andere eine Form der Demokratie kennt, um die wir ihn beneiden müßten. Ich denke an eine eigene Beobachtung: Die Kunama (Kuschiten) in West-Eritrea, matriarchalisch organisiert, haben keinen obersten Häuptling, nur Sippenälteste, die durch den Ältestenrat demokratisch regieren. Die Frauen sitzen in einem Außenkreis und beeinflussen die Gespräche durch Einspruch oder Vorschläge; die Jünglinge machen Vorschläge; während die Alten Gegenargumente vorbringen: so wird entschieden. Mit diesem Hinweis wollte ich nur zeigen, mit welcher Vorsicht Beobachtungen einzelner Forscher aufgenommen werden müssen, die sich gern dazu verleiten lassen, aufgrund der Praktiken unter einem ihnen gut bekannten Stamm auf Parallelen bei andern zu schließen. Das gilt auch für die Anwendung von Pfeilgiften.

Das Geheimnis der Pygmäen

Ein Mann vom Stamm der Wilé in Obervolta hatte sich eines Tages im Urwald verirrt, legte sich ermattet vor einer Höhle nieder und schlief ein. Er hatte als Jäger ein Stachelschwein verfolgt. Plötzlich erwachte er mitten in der Nacht und sah im Vollmondlicht einen Zwerg mit wirrem Haarschopf, der ein Rudel Stachelschweine aus der Höhle trieb, um sie auf die »Wurzelweide« zu führen. Jetzt tauchten aus der Höhle zahlreiche ähnliche Gestalten auf, die den Jäger umringten.

Einer der Zwerge sagte dem Jäger, er sei bei ihnen in guter Obhut. Wenn er gut und mutig sei, würden sie ihn allerlei lehren – über Ernährung, Heilpflanzen und Gifte. Allerdings dürfe er, wenn er heimkehre, seine Kenntnisse nur innerhalb seines Stammes anwenden. Der Jäger blieb sieben Trockenzeiten, sieben Monde, sieben Nächte und sieben Tage lang bei den Zwergen. Er lernte, aus *Strophanthus hispidus* Pfeilgift brauen, aber auch Kobras und Vipern kämpfen zu lassen, um beiden nach giftigen Bissen durch Antidote das Leben zu retten. Kobras und Vipern werden in getrennten Schlangengruben gehalten.

Eines Tages packte ihn das Heimweh. Er sang:

Yio Yia n'mà ni n'sa
Gni Wa Gné Yè Bié n'a Kono
Kontomé Fana Yè Bié
Alesso Ku Wa kono

Wörtlich übersetzt:
Ja wie meine Mutter und mein Vater
Ihr kommt sehen euren Sohn der weint
Die Pygmäen haben euren Sohn gefangen
Deshalb weint er.

Die Legende will wahrhaben, daß der Häuptling der Pygmäen mit dem jungen Mann Mitleid empfand, als er dessen Klagelied gehört habe. Er wurde mit all seinem Wissen entlassen und ließ es dann seinem Stamm zugute kommen. Er lehrte vor allem seine Söhne, was ihm die Pygmäen beigebracht hatten – unter anderem die Zubereitung des Pfeilgiftes. Von da an wurde dieses Geheimnis vom Vater auf den Sohn und von diesem auf seine Söhne weitergereicht, bis auf den heutigen Tag. Aber seit der Zeit der Rückkehr des Stachelschweinjägers verwenden die Wilé von Birekola-Tansié im Einzugsgebiet der Schwarzen Volta den *Strophanthus hispidus* als Rohstoff für ihr Pfeilgift, das sie *Yabè* nennen. Studieren wir die Bezeichnungen für dieses Gift, wie sie in Westafrika üblich sind, so erkennen wir dessen weite Verbreitung. Die Mossi nennen es *Yoabga,* die Lobi *N'vaga,* die Birifor *Yeb,* die Bobo *Kuna,* die Dagari auch *Yabè,* die Bissa *Bé,* die Bambara *Dié* und die Haussa *Kuankuani.* Damit haben wir nur einen recht kleinen linguistischen Exkurs ins Reich des *Strophanthus hispidus* unternommen.

Dieses Pfeilgift wird aber von diesen Stämmen auch für Gottesgerichte verwendet, allerdings vermischt mit dem starken Gift von *Erythrophloeum guineense.* Dieser Baum wird bezeichnenderweise auch *Erythrophloeum ordale* oder *Erythrophloeum judicalis* genannt. Die zerriebene Rinde dieses bis 40 Meter hohen Baumes – recht eigentlich eine Masse, die sich unter der Rinde befindet – wird mit Wasser vermischt und dem einer Schuld Verdächtigen eingegeben. Wer es

nicht sofort erbricht, muß sterben. Etwa ein Viertel der Opfer dieser Ordalien verlieren ihr Leben. Noch vor wenigen Jahrzehnten waren es allein in Westafrika Tausende, die so umkamen. Ein Magier in Kamerun verriet mir, daß man dem Gift ein Brechmittel beifügen könne, wenn der Angeschuldigte genug dafür bezahle. Ursache dieser Gottesurteile – Götterurteile – ist die Auffassung, daß, wenn ein Mensch stirbt, irgend jemand dafür die Schuld trage. Die Magier haben diese Schuldigen herauszufinden. Die Stammesmitglieder sind daran interessiert, weil sie sich selbst fürchten. Sie schlagen einen Schuldigen, der nicht erbrechen kann, bevor er tot ist zu Tode, weil sie an seine Schuld glauben.
Eine Magierin aus Kamerun, die für mich dieses Rindengift einsammelte, hütete sich, auch nur mit den Fingerspitzen an die gallertige Masse zu rühren, die sie mit dem Buschmesser unter der Rinde des Baumes hervorgeholt hatte.

Giftplantagen

In weiten Gebieten Westafrikas kommt *Strophanthus hispidus* als hölzerne Liane oder als bis vier Meter hoher Strauch vor. Er wächst oft – aber in abnehmendem Maß – wild. In manchen Gebieten wird er von den Einheimischen vor ihren Hütten angepflanzt oder auch in naheliegenden Äckern. Der Anbau dieser Pflanze ist meist mit einem Zeremoniell verbunden, das die Magier veranstalten, um ihre Macht über das tödliche Gift zu erhalten.
Will einer Strophanthus anpflanzen, so wendet er sich an den »Kenner verborgener Dinge« und opfert erst einmal eine schwarze Henne für die Geister der Wälder und Berge. Ein Sippenhäuptling überreicht dem Bittsteller eine Handvoll Strophanthussamen und erhält dafür ein Huhn. Früher waren es auch zwanzig Kaurimuscheln.
Der Magier gräbt an der Stelle, auf der Strophanthus wachsen soll, einige Löcher und wirft in jedes je drei Samenkörner der Pflanze. Dabei kehrt er diesen Löchern den Rücken zu und hält seine Augen verschlossen, besonders auch, während er die Löcher wieder zudeckt. Tut er dies nicht, so erblindet er, sobald die ersten Früchte des Strophanthus reifen, wenn nicht schon, sobald die Samen zu keimen beginnen. Diese Zeremonie findet beim ersten Hahnenschrei statt. Der Alte geht dann schlafen und muß sich als letzter der Sippe vom Schlaf erheben. Die Pflanze wird mit äußerster Sorgfalt gepflegt. Sie erfordert während der Trockenzeit tägliches Begießen und Schutz vor Tieren, vor allem vor bestimmten Insekten.
Die Liane wächst während vier Jahren unter ständiger Pflege. Vom dritten Jahr an trägt der Strophanthus Früchte in Form langer Schoten. Kurz vor deren Reife werden sie geerntet und in einen enghalsigen Topf gebracht. Dort reifen sie rasch aus, die Schoten springen auf, und die Samen lösen sich. Im engen Topf geht kein einziges Korn verloren, da der Topf zugedeckt bleibt. Die Körner werden von ihren Hülsen befreit – sei es durch Fermentation oder Rösten. Manche flambieren die Körner, beson-

Man darf keine Kratzer oder Stiche an den Händen haben, will man ungestraft einen Acokantherazweig anfassen, um den süßen Duft der weißen Blüten einzuatmen. Das Mädchen gehört zum nordöstlichsten Zweig der Völkerfamilie der Bantu, den Giriama.

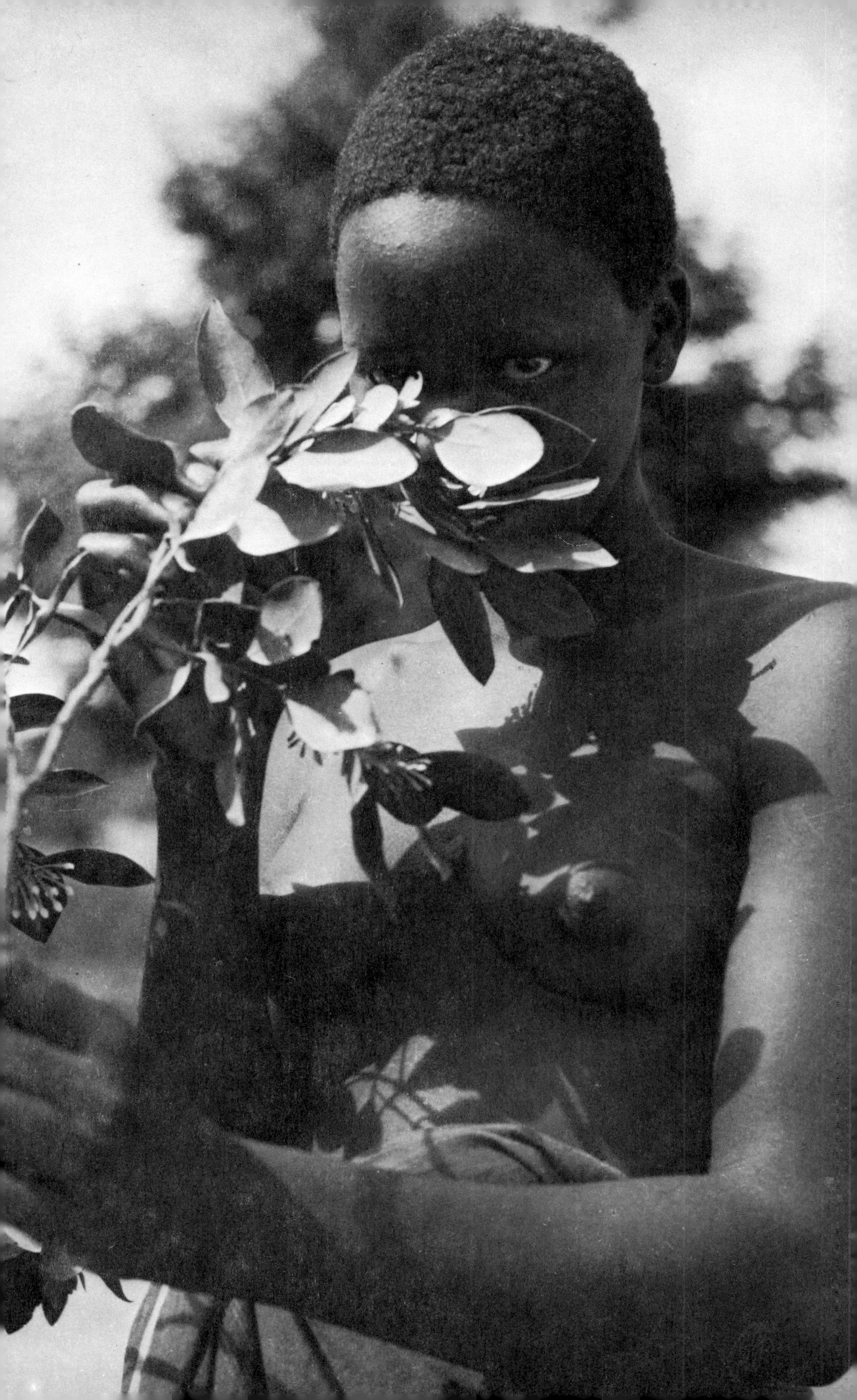

ders jene, die für Pfeilgiftbereitung oder den Weiterverkauf und Export bestimmt sind. Vermutlich dient dieser Vorgang dazu, mögliche Parasiten zu vernichten, die die Körner nachträglich zerstören könnten. Jäger, die Samen für Pfeilgift einhandeln, wenden sich an die Sippenältesten und zahlen mit Hühnern. Wer Strophanthussamen stiehlt, wird durch böse Geister, mit Vorliebe durch Ertränken, umgebracht.

Der Jäger kocht die zermahlenen Körner aus, fügt den Saft einer Wolfsmilchart (Euphorbia) bei – der das Gift klebrig macht –, bis er sirupartig wird. Dann taucht er seine Pfeilspitzen ein und läßt sie trocknen. Jeder Jäger hat seine Privatrezepte, indem er weitere Giftstoffe beimischt. Früher wurden Schlangenköpfe – von Giftschlangen –, Skorpionstachel, Leichen von Echsen und anderes mehr beigemengt. Heute verwenden die Jäger meist nur noch das reine Strophanthusgift, das an sich auszureichen scheint. Vermutlich sind auch durch Selektion im Lauf der Jahrzehnte Pflanzen mit einem höheren Giftgehalt entstanden, so daß sich zusätzliche Gifte erübrigen. Wir stehen vor einer Entwicklung im primitiven Kreis, die sich grundsätzlich nicht von der bei unseren pharmazeutischen Großunternehmen unterscheidet. Die angepflanzten Strophanthen sind meist kriechende Büsche, wenn nicht Bäume ihnen erlauben, bis zu 20 oder gar 30 Meter als Lianen hochzuklettern.

Die gelben oder roten Blüten von bis zehn Zentimeter Kelchdurchmesser erscheinen vor den Blättern. Der Strauch wird daher gern in tropischen Gärten als Zierde angepflanzt, vor allem in Hinterindien.

Neben dem hier erwähnten *Strophanthus hispidus* spielt eine andere Art, *Strophanthus gratus,* in der Medizin neben der dritten – *kombé* – eine führende Rolle. Diese drei Spezies sind ein immerhin kleiner Auszug aus den etwa 50 Unterarten der Welt, wovon 30 auf Afrika entfallen und ein Teil der restlichen auf Indien und die Philippinen. *Strophanthus kombé* beschränkt sich weitgehend auf das östliche Afrika bis hinauf nach Tansania, während die beiden übrigen – *gratus* und *hispidus* – Westafrika zugehören. In der Medizin werden Strophanthuspräparate mit den Anfangsbuchstaben bezeichnet: K = *kombé,* G = *gratus,* H = *hispidus.* Strophanthin-G ist ein anderer Name für den Stoff, der heute meist als Ouabain bezeichnet wird. K-Strophanthin ist nur halb so wirksam wie Strophanthin-G. Dies ist nur einer der Unterschiede, die klinisch von Bedeutung sein können.

Strophanthus gratus (auch als *Roupellia grata* bezeichnet) beschäftigte die Botaniker schon bald nach Livingstones Mitteilung. Etwa zwei Jahrzehnte nach dieser Nachricht über Pfeilgift am Sambesi wurde Strophanthus im Botanischen Garten in Libreville, in Gabun, angepflanzt. Er blühte mit größeren Blüten als die der Wildpflanzen. Aber er wollte nicht fruchten. Erst nach künstlicher Befruchtung gelang es, wenigstens magere Schoten hervorzuzaubern. Eine davon wurde durch den Direktor des Botanischen Gartens in Libreville nach Europa verfrachtet. Es war die erste authentische Strophanthus-Schote, die Europa erreicht hatte. Dabei war sie nicht einmal voll entwickelt.

Auch im Botanischen Garten von Saigon (dem damaligen französischen Indochina) wurde *Strophanthus gratus* aus Samen gezogen. Er blühte ebenfalls wunderbar, setzte aber keine Schoten an. Endlich kam man dem Geheimnis auf die Spur: es fehlten ganz bestimmte Insekten, die für die komplizierte Befruchtung sorgen. Man hätte sie aus

Afrika herbeiholen müssen. In Indochina und auf der malaiischen Halbinsel hatte man Strophanthus nicht nötig – es sei denn als Zierpflanze. Man verfügte über eigene Gifte, auch in Indonesien, etwa *Antiaris toxicaria.*

Vielseitiger Strophanthus

Im Gegensatz zur Acokanthera, deren Fruchtfleisch das einzige ist, was sie dem Menschen außer Gift liefert, ist Strophanthus Heilmittel und Gift in einem. Nach Ansicht der Stammesleute der Wilé in Obervolta wurde diese Pflanze aus dem Paradies zur Erde geschickt, damit sie die Menschen – je nach ihrem Verdienst – heile oder strafe. Die meisten Afrikaner, die sich noch ihren Stammesgöttern verschrieben haben, sind nicht Gläubige des Guten, wie die Christen unter ihnen. Sie sind Dualisten und sehen nur den ewigen Widerstreit zwischen Gut und Böse. Iranische und indische Hochkulturen des Altertums – und teilweise unserer Zeit – sind gleicher Ansicht.

Strophanthus enthält – wie Acokanthera – neben Glykosiden auch Alkaloide wie das Trigonellin. Bei einigen Stämmen werden die Wurzeln der Pflanze mazeriert gegen Krätze und Räude verwendet. Auch gegen die weitverbreitete Frambösie. Es handelt sich nicht um eine venerische Krankheit. Heute wird die Frambösie (himbeerartiger Ausschlag) durch Antibiotika erfolgreich bekämpft. Es wäre interessant, zu untersuchen, welche Substanzen in der Wurzelrinde des Strophanthus diese Krankheit zu bekämpfen vermögen. Ein Pulver aus denselben Wurzelrinden wird gegen juckende Dermatosen eingesetzt. Absud aus den Blüten soll gegen die Entzündungen der Augenschleimhäute mit Erfolg verwendet werden, wie gegen Augenkrankheiten im allgemeinen.

Der Tee aus jungen Blättern gilt als Tonikum, und aus denselben Blättern sollen köstliche Tunken als Beigabe zu Fleisch hergestellt werden. Die Wilé kauen auch junge Blätter und die Bälge der Früchte gegen übermäßige Transpiration.

Um 1950 erregte eine spezielle Varietät von *Strophanthus sarmentosus* besonderes Interesse. Es handelt sich um die *var. senegambiae,* die zuerst in der Umgebung von Dakar aufgefunden werden konnte. Tadeus Reichstein und seine Mitarbeiter konnten zeigen, daß es diese Pflanze ist, die relativ viel Sarmentogenin enthält, durch das sich dieser Stoff relativ leicht auf chemischem Weg in Cortison und anverwandte Stoffe überführen läßt, die damals große medizinische Bedeutung zur Behandlung von rheumatischen Erkrankungen, Allergien und Augen- und Hautkrankheiten erlangte. *Strophanthus sarmentosus* hat sich aber doch als zu teuer erwiesen, um in technischem Ausmaß als Ausgangsmaterial für die Fabrikation von Cortison zu dienen. Wir kommen auf dieses Thema noch zurück (im Abschnitt über die mexikanische Dioscorea).

Wir kehren aus dem afrikanischen Dschungel in unsere Wälder zurück, in denen der Fingerhut (Digitalis) wächst, dessen Blätter das wichtigste Herzglykosid unserer Apotheken enthält.

Das verlängerte Leben

Handschuhe für Fuchspfoten?

Wir nennen die Pflanze Fingerhut, Digitalis. Auf englisch heißt sie *foxglove,* also Fuchshandschuh. Das Bild könnte stimmen: ein Fuchs, der sich die schönen Blütenkelche statt über einen Finger über eine Pfote zieht. Die Etymologie des englischen Wortes geht aber auf prosaischere Ursprünge, auf einen vor Linné geborenen Arzt und Botaniker, Leonhard Fuchs aus Bayern, zurück, der Digitalis schon im sechzehnten Jahrhundert beschrieben hatte. Unsere Fuchsia trägt seinen Namen.

Der giftige Fingerhut – Digitalis unserer Waldlichtungen – befindet sich in guter Verwandtschaft. Zur selben Pflanzenfamilie gehören unser Löwenmaul *(Antirrhinum),* auf englisch *Snapdragon* oder Drachenschnapper, die gelbe Königskerze *(Verbascum)*, der Ehrenpreis *(Veronica)* und der bis 15 Meter hohe japanische Baum Paulownia mit violetten, stark duftenden Blüten und großen, herzförmigen, behaarten Blättern. Die Paulownia ist die Wappenpflanze des japanischen Kaisers, des Mikado oder Tenno. Über dem herzförmigen, stilisiert dargestellten Blatt stehen drei Blüten dieses Baumes.

Digitalis ist auch ein wenig verwandt mit parasitischen und semiparasitischen Pflanzen wie der chlorophyllfreien Lathraea. In den weiteren Verwandtenkreis gehören der Chinarindenbaum und die ganze Familie der Nachtschattengewächse (Solanaceen), die ja auch allerlei Giftstoffe produzieren (Tollkirsche, Stechapfel, Tabak und Bilsenkraut).

Wenn wir uns im Zusammenhang mit einer bestimmten Giftpflanze ein wenig bei deren näheren Verwandten umsehen, entdecken wir meist allerlei unheimliche und oft gleichzeitig seltsam schön blühende Gewächse. Nicht von ungefähr spielen sie im Reich der Legenden der Völker meist eine besondere Rolle.

Digitalis, der Fingerhut, sollte Millionen von Herzkranken und Wassersüchtigen das Leben retten, nachdem sie bei verschiedenen Völkern des alten Europa schon als Pfeil- und Lanzengift neben dem Gift des Eisenhutes, des Bilsenkrauts, der Nieswurz und der Herbstzeitlosen – und anderer mehr – Unheil angerichtet hatte. Digitalis wirkt als Herzgift – und sollte später aufgrund neuerer Erkenntnisse zum unentbehrlichen Herzmittel werden.

Die alte Frau aus Shropshire

Im Jahr 1775 traf der englische Arzt William Withering in der Grafschaft Shropshire eine alte Frau, die an schwerer Wassersucht litt. Diese Erscheinung war damals ein Mysterium. Man kannte ihre Ursache noch nicht, wußte jedoch, daß sie tödlich verlaufen kann. Er konnte der guten alten Frau nicht helfen.

Als er später wieder nach Shropshire kam, fand er die alte Frau bei anscheinend guter Gesundheit vor. Sie erzählte ihm, daß eine Heilpraktikerin ihr geholfen habe. Withering suchte diese Frau auf und fand, daß sie eine Mischung aus etwa zwanzig Kräutern für Wassersucht verschrieb. Darunter habe sich »ganz sicher« Fingerhut befunden, schrieb Withering in einem später von ihm herausgegebenen botanischen Werk. Daß er Digitalis herauswitterte, wird ihm als eine geniale Eingebung angerechnet.

Withering gelangte nach weiteren Untersuchungen dieses Heilmittels zur Überzeugung, daß Digitalis eine Medizin zur Bekämpfung der Wassersucht sein müsse. Er wußte aber noch nicht, daß Wassersucht unter anderem durch Herzinsuffizienz hervorgerufen wird und daß Digitalis die Wassersucht in diesem Fall durch seine Wirkung auf die Herztätigkeit heilt. Er wies aber auf eine das Herz beeinflussende Wirkung hin. Es vergingen dann über 150 Jahre, bevor man in der Lage war, Digitalis sinnvoll einzusetzen.

Inzwischen ist die enge Zusammenarbeit zwischen Medizin und Pharmakologie zur Selbstverständlichkeit geworden. Man weiß heute, daß Digitalis die Muskelleistung des Herzens steigert, jedoch diesem Herzen seinen Rhythmus nicht zurückzugeben vermag, wenn es arrhythmisch schlägt. Eine Substanz aus einer nahen Verwandten des Fingerhuts, des Chininbaumes, kommt da zu Hilfe. Chinidin, ein mit Chinin verwandtes Präparat, hat sich schon gegen »rebellische Herzen« bewährt. Der französische Arzt J.-B. de Sénac hat schon im Jahr 1749 berichtet, daß er pulverisierte Chinarinde gegen diese Form der Herzinsuffizienz verwende. Es vergingen hundert Jahre, bevor Chemiker aus der Chinarinde das Chinidin isolierten. Das eigentliche Chinin ist ein bekanntes Mittel gegen Malaria, das schon zu vielen weiteren Präparaten gegen die verschiedenen Malaria-Formen geführt hat.

William Withering war auf Einladung des Großvaters Charles Darwins, Erasmus Darwin, nach Birmingham berufen worden, um den Platz eines verstorbenen Praktischen Arztes einzunehmen. In Birmingham existierte eine illustre Vereinigung, die »Lunar Society«, die »Mond-Gesellschaft«, die als ihre Aufgabe den Austausch von Gedanken angab. Man traf sich bei jedem Vollmond, der die fehlende Straßenbeleuchtung zu ersetzen schien, so daß die Mitglieder in ihren Pferdekutschen wieder heil nach Hause gelangten. Es ist erstaunlich, wie viele berühmt gewordene Persönlichkeiten sich an diesen Vollmonden zusammenfanden. Unter anderen: James Watt (Dampfmaschinen), Joseph Priestley (Sauerstoff-Forscher), Josiah Wedgewood (Keramik) und eben Erasmus Darwin, Arzt, Botaniker und Dichter. Es gab auch zugewanderte Mitglieder wie den Schöpfer des größten Botanischen Gartens der Welt, Kew-Gardens, Sir Joseph Banks; D. C. Solander, Bibliothekar des Britischen Museums; Benjamin Franklin, der sich mit Priestley über Elektrizität unterhielt; Adam Afzelius, Botaniker aus Schweden, und der französische Chemiker A. Lavoisier, der aber bald schon durch das Revolutionsgericht in Paris durch die Guillotine sein Leben verlor.

Erasmus Darwin entwickelte gegenüber seinem Schützling Withering eine unstillbare Eifersucht, besonders als er merkte, daß dieser ein botanisches Werk zu schreiben begann, das sich auf Linnés Studien stützte. Darwin kam ihm mit einer Schrift zuvor, in der er Witherings

Forschungen unerwähnt ließ. Withering hatte sich mit einem Mädchen verheiratet, das ihn zum Sammeln von Blumen anregte, die sie malen wollte. Auf diesem Weg war er zu einem der größten Botaniker seiner Zeit geworden. Und Darwin, der erst eine Abneigung gegen Botanik empfunden hatte, wurde – vielleicht aus Eifersucht – ebenfalls zum Pflanzenkundigen. Apotheker galten zu seiner Zeit als eine untergeordnete Sorte Mensch. Das wirkte sich nicht zuletzt negativ auf den medizinischen Fortschritt aus.

Withering hatte schon während eines Jahrzehnts die Dosierung von Digitalis studiert und ausprobiert. Er fand heraus, daß von der ganzen Pflanze nur die Blätter als Herzmittel wirksam sind. Um die Dosierung zu verfeinern, holte er aus den Blättern die Blattadern heraus, die für die aktive Substanz nebensächlich sind. Er pulverisierte die sorgsam getrockneten Blattflächen (ohne Adern), nachdem er sie in einer Bratpfanne übers Feuer gehalten hatte. Je feiner das Pulver, desto genauer die Dosierung. Er hatte herausgefunden, daß geringste Überdosierung schädlich und Unterdosierung nicht genügend wirksam ist. »Ich gebe Erwachsenen 1 bis 3 grains [60–180 mg] des Pulvers, zweimal täglich. Im meist vorgeschrittenen Stadium der Wassersucht, denen der Arzt leider begegnet – weil die Kranken sich zu spät melden –, genügen meist schon 4 grains«, schreibt Withering in seinem Werk. Und Wissenschaftler können feststellen, daß diese Dosis heute noch gültig ist, wenn es auch Präparate gibt, die Digitalis in genau bemessenen Ampullen liefern. Doch dies geschieht, um zu verhindern, daß Patienten zuviel des Guten tun und glauben, wenn sie etwas mehr einnehmen, daß die Wirkung um so vorteilhafter sei (was nicht der Fall ist). Withering hatte vor allem vor Überdosierung gewarnt. Und eben in der Dosierung wurden viele Fehler begangen.

Bevor das Elektrokardiogramm aufkam, waren die Wissenschaftler auf Tierversuche angewiesen. Froschherz und Katzenherz mußten herhalten. Man sprach von »Katzen-Einheiten«, also von Digitalismengen, die eine Katze umbringen.

Trotz der Tierversuche sind wir auf die Fingerhut-Pflanze angewiesen. Denn es ist nach allen Bemühungen nicht gelungen, hinter das Geheimnis der Wirkstoffe der Digitalis zu kommen.

Im Jahr 1869 gelang es dem französischen Chemiker Nativelle, einen der Wirkstoffe zu isolieren, das Digitoxin. Es ist außerordentlich wirksam und wird in Einzeldosen von einem zehntel Milligramm verwandt.

Understatement

Withering konnte im Vorwort zu seinem Buch über Digitalis (1785) im Understatement nicht weiter gehen. Der Leser mag es selbst feststellen:

»Nachdem ich häufig aufgefordert wurde, über diesen Gegenstand [Digitalis] zu schreiben, und es ebensooft ablehnte, da ich von meiner Unfähigkeit überzeugt war, bin ich doch schließlich gezwungen, die Feder zu ergreifen, obwohl ich mich noch immer für diese Arbeit nicht als geeignet ansehe.

Ein Kikuyu-Magier im Hochland Kenias verriet dem Autor, daß die Mau-Mau-Krieger den Einsatz von Giftpfeilen gegen die Weißen planten und Abgeordnete beauftragt hatten, das Gift bei den Giriama zu besorgen.

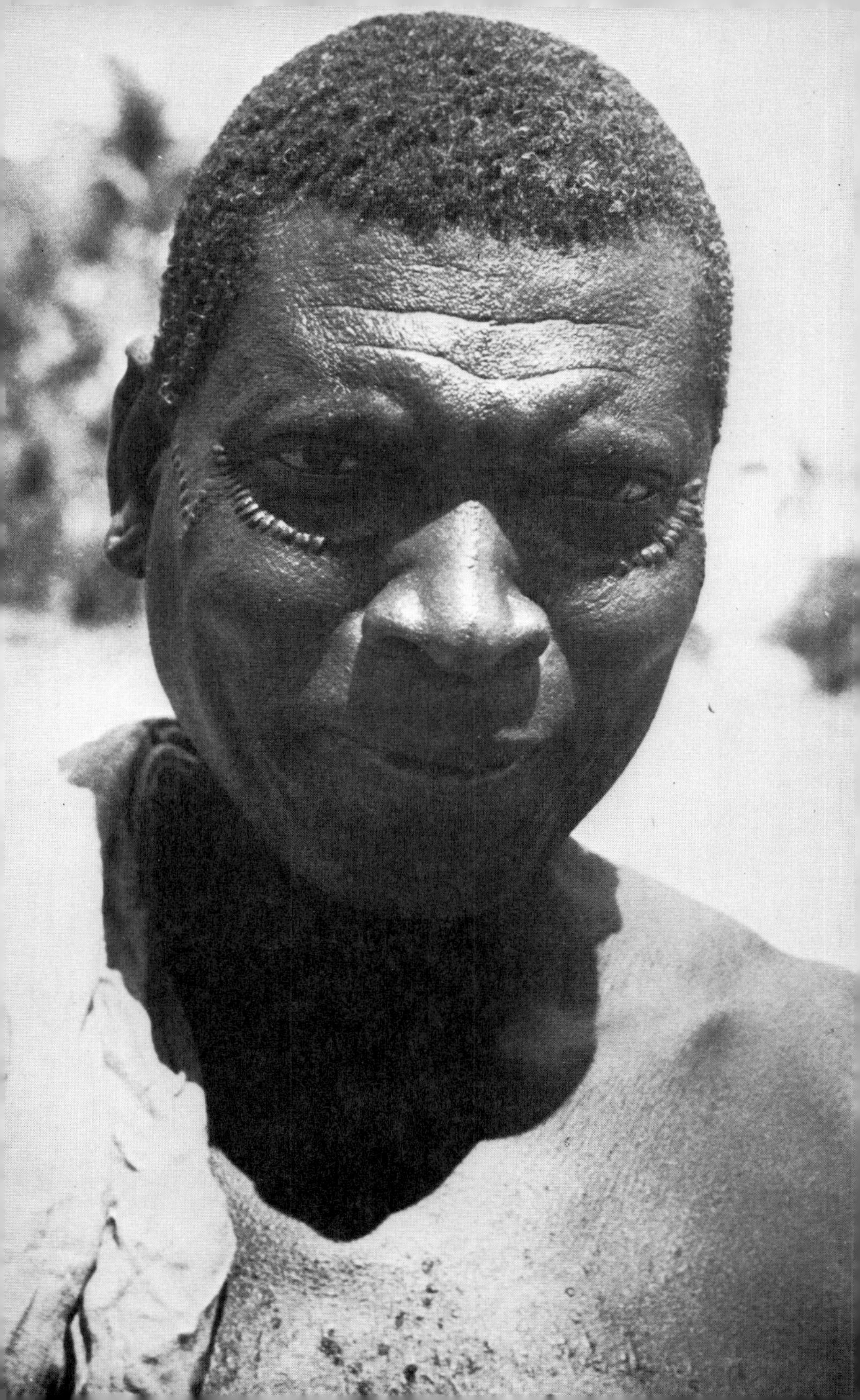

Der Gebrauch des Fingerhutes breitet sich immer mehr aus, und es ist besser, die Welt erhält eine, wenn auch unvollkommene Anleitung aufgrund meiner Erfahrung, als daß Menschenleben infolge unrichtiger Anwendung aufs Spiel gesetzt werden oder eine Medizin von großer Wirksamkeit als gefährlich und unbrauchbar getadelt und abgelehnt wird.

Es wäre leicht gewesen, ausgewählte Fälle zu geben, deren erfolgreiche Behandlung stark zugunsten des Medikamentes gesprochen und vielleicht auch meinem Ruf genutzt hätte. Aber das wäre nicht im Sinn wahrer Wissenschaft gewesen. Ich habe daher jeden Fall angeführt, in dem ich den Fingerhut verschrieben habe, ob er nun angebracht war oder nicht, ob er Erfolg hatte oder keinen. Das wird mich dem Tadel aller derjenigen preisgeben, die gern zu tadeln pflegen, wird mir andererseits aber die Billigung derer eintragen, die am besten zu urteilen berufen sind.

Ich muß den Leser, der nicht Praktischer Arzt ist, darauf aufmerksam machen, daß hinsichtlich Versagen oder Erfolg der Medizin keine allgemein entscheidenden Schlußfolgerungen aus den Fällen gezogen werden; denn die Ärzte werden bei chronischen Krankheiten selten eher konsultiert als bis die gewöhnlichen Heilmittel versagt haben: Und in der Tat, auch ich habe einige Jahre hindurch, als ich in der Anwendung der Digitalis noch wenig erfahren war, sie selten verschrieben und nur dann, wenn das Versagen jeder anderen Methode mich dazu zwang, so daß im ganzen die Fälle, die ich anführen werde, wirklich als solche betrachtet werden können, die bei der gewöhnlichen Art der Behandlung verloren waren und die nur durch die Wirksamkeit der Digitalis vom Tod gerettet wurden, und zwar in einer so eindeutigen Weise, daß, wenn die Eigenschaften dieser Pflanze nicht entdeckt gewesen wären, bei weitem der größte Teil dieser Patienten hätte sterben müssen.

Nicht daß ich kein Vertrauen in die Einsicht oder die Wahrheitsliebe meiner Mitarbeiter hätte; denn sie sind Männer von bewährtem Ruf, aber die Fälle, die sie mir gesandt haben, sind mit einigen Ausnahmen zu sehr ausgesucht. Mein Wunsch ist es, der Leser möchte merken, daß es nicht meine Absicht ist, ihn nur mit irgendeinem neuen Diuretikum bekanntzumachen, sondern mit einem, das, wenn auch nicht absolut sicher, doch, wie ich glaube, sicherer ist, als irgendein anderes, das gegenwärtig gebraucht wird.

Trotz Meinung, Vorurteil oder Irrtum wird schließlich die Zeit den wahren Wert dieser Entdeckung festlegen und erkennen lassen, ob ich mich selbst und andere getäuscht oder der Wissenschaft und Menschheit einen Dienst geleistet habe.«

Birmingham, 1. Juli 1785.

Im Grunde genommen ist dieses Vorwort, das vor bald zwei Jahrhunderten geschrieben wurde, ein erschütterndes Dokument. Deshalb habe ich es auch wörtlich wiedergegeben. Man darf wohl aus seinem Wortlaut schließen, daß Eitelkeit und Eifersucht schon damals unter Wissenschaftlern eine bedeutende Rolle gespielt haben. Wie viele Menschen hätten noch einige Jahrzehnte länger gelebt, wäre dies nicht der Fall gewesen!

William Withering hat seinem Vorwort ein Kapitel folgen lassen, einen »Bericht über die Einführung der Digitalis in die moderne Praxis«. Wenn man das Wort »modern« vorfindet, mag man schmerzliche Regungen empfinden – zweihundert Jahre sind seit dieser Moderne verflossen. Und erst vor etwa einem halben Jahrhundert wurde Digitalis ernsthaft untersucht, bis man fand, daß nicht die Niere, sondern das Herz damit behandelt wurde.

Wenn ein Arzt wie Withering zehn Jahre experimentierte, bevor er seine Erfahrungen an die breite Öffentlichkeit weitergab, darf man ihn mit Gewinn wörtlich zitieren:

»So wenig, wie die deutlichen und wahrnehmbaren Eigenschaften der Pflanzen, wie Farbe, Geschmack und Geruch, mit den Krankheiten in Zusammenhang stehen, die sie zu heilen geeignet sind, sind auch ihre besonderen Kräfte vom Aussehen abhängig. Ihre chemische Untersuchung durch Feuer zeigte sich nach einem ungeheuren Aufwand von Zeit und Arbeit als nutzlos und ist nun allgemein aufgegeben. Möglicherweise werden andere Analysenmethoden gefunden, die zu einem besseren Ergebnis führen; wir haben aber bisher nur sehr geringe Fortschritte in der Chemie tierischer und pflanzlicher Substanzen gemacht. Ihre Wirksamkeit muß daher erkannt werden entweder aus der Beobachtung ihrer Wirkungen auf Insekten und Vierfüßler, aus Analogie zu den schon bekannten Wirkungen einiger nahe verwandter Pflanzen oder aus dem empirischen Gebrauch und der Erfahrung des Volkes.

Die erste Methode ist noch nicht viel angewandt worden, und die zweite kann nur in dem Maß zuverlässig sein, als wir uns der Entdeckung eines wirklichen natürlichen Systems nähern; aber die letzte, so umständlich sie auch ist, steht jedem zur Verfügung, der für Unterweisung empfänglich ist, aus welcher Quelle sie auch kommen mag.

Auf diese Art wurde zuerst meine Aufmerksamkeit auf den Fingerhut gelenkt.

Im Jahr 1775 wurde ich nach meiner Meinung über ein Familienrezept der Wassersucht befragt. Mir wurde gesagt, daß es lange als Geheimmittel von einer alten Frau in Shropshire benutzt worden sei, die manchmal noch Heilung erzielt hätte, wenn die praktischen Ärzte nichts mehr ausgerichtet hätten. Es wurde mir auch berichtet, daß die Wirkung in kräftigem Brechen und Abführen bestanden hätte; denn die diuretische Wirkung schien übersehen worden zu sein. Diese Medizin war aus zwanzig oder mehr Kräutern zusammengesetzt, aber es war für einen in diesen Dingen Erfahrenen nicht sehr schwierig zu erkennen, daß das wirksame Kraut nichts anderes als der Fingerhut sein konnte.

Mein verdienstvoller Vorgänger an dieser Stelle, der so menschenfreundliche und geistreiche Kollege Small, hatte eine tägliche Sprechstunde für Arme eingerichtet. Diese Sprechstunde, die auch ich bis zur Errichtung eines Hospitals für die Aufnahme von bedürftigen Kranken abhielt, gab mir Gelegenheit, meine Gedanken in den verschiedenen Fällen in die Tat umzusetzen; denn die Zahl der Armen, welche sich so um Rat an mich wandten, erreichte jährlich 2000 bis 3000. Ich fand bald, daß der Fingerhut ein sehr kräftiges Diuretikum ist; ich gab ihn aber damals und noch eine beträchtliche Zeit später in viel zu hohen Dosen und setzte seinen Gebrauch zu lange fort; denn verleitet durch die Gedanken an die Wirkungen der Meerzwiebel, die im allgemeinen am besten auf die Nieren wirkt, wenn sie Übelkeit hervorruft, wünschte ich dieselbe Wirkung auch durch den Fingerhut zu erzielen. Da ich so viele Patienten in nur einer oder höchstens zwei Stunden zu behandeln hatte, wird man nicht erwarten, daß ich bei dieser Art der Verordnung sehr ins einzelne gehen, noch daß ich Notizen über alle behandelten Fälle machen konnte. Zwei oder drei von ihnen allein, bei denen die Medizin erfolgreich war, finde ich in meinen

Papieren erwähnt. Aus dieser Erfahrung heraus wagte ich in dem *Botanical Arrangement,* das im Lauf des Frühjahres veröffentlicht wurde, die Behauptung aufzustellen, daß die *Digitalis purpurea* mehr Aufmerksamkeit verdiente, als die moderne Praxis auf sie verwendete.
Gleichwohl hatte ich die Digitalis nicht in meine regelmäßige Verordnung aufgenommen. Es trat aber ein Umstand ein, der dieses Ereignis beschleunigte. Mein sehr verehrungswürdiger Freund Ash berichtete mir, daß Kollege Cawley, damals Chef des ›Branson Nose College‹ in Oxford, von Wassersucht geheilt worden sei, und zwar durch einen Quacksalber, der ihm die Wurzel von Fingerhut gegeben habe, nachdem einige von den Ersten Ärzten der Zeit erklärt hätten, sie könnten nichts mehr für ihn tun.
Ich war nun entschlossen, meine ersten Gedanken energischer als bisher zu verfolgen, kannte aber zu gut die Unzuverlässigkeit, mit der man bei der Anwendung der Wurzel einer zweijährigen Pflanze rechnen mußte, und blieb daher bei dem Gebrauch der Blätter. Ich hatte gefunden, daß diese zu den verschiedenen Jahreszeiten in ihrer Wirksamkeit sehr verschieden sind; ich erwartete aber, wenn sie immer unter denselben Bedingungen, das heißt zur Blütezeit, gepflückt und sorgfältig getrocknet würden, daß die Dosis so genau wie bei irgendeiner anderen Medizin ermittelt werden könnte; ich wurde auch in dieser Erwartung nicht getäuscht. Je mehr ich die große Wirksamkeit der Pflanze erkannte, desto mehr schien es mir notwendig, ihre Dosen auf die größtmögliche Genauigkeit zu bringen. Ich vermutete, daß dieser Grad von Genauigkeit nicht bei dem Gebrauch eines Dekoktes zu erreichen wäre; denn nicht allein die Sorgfalt, die man auf die Zubereitung verwendete, kam in Betracht, sondern es war auch – in Analogie zu anderen Pflanzen aus derselben natürlichen Ordnung, zum Beispiel dem Tabak – leicht zu begreifen, daß die wirksamen Eigenschaften durch langes Kochen vermindert werden könnten. Das Dekokt wurde daher aufgegeben und statt dessen das Infus gewählt. Später begann ich die Blätter als Pulver zu gebrauchen. Ich verschreibe aber noch jetzt sehr oft das Infus.
Weitere Erfahrung überzeugte mich, daß die diuretischen Wirkungen dieser Medizin nicht unbedingt davon abhängig sind, daß sie Übelkeit oder Erbrechen hervorruft; im Gegenteil: obwohl die vermehrte Harnabsonderung häufig diesen Erscheinungen folgt oder zusammen mit ihnen auftritt, sind diese doch so wenig günstig oder notwendig, daß ich oft eine Hemmung der Urinentleerung eintreten sah, wenn die Dosen törichterweise so lange gegeben waren, daß sie Übelkeit veranlaßten. Wenn die Medizin abführt, ist es meistens ausgeschlossen, daß die gewünschte Wirkung zustande kommt. Trat dieser Fall ein, so habe ich später noch Erfolg gesehen, wenn kleine Dosen von Opium dazugegeben wurden, so daß die Wirkung auf den Darm unterdrückt wurde.
Im Sommer des Jahres 1776 ließ ich ein Quantum Blätter trocknen, und als ich nun die Möglichkeit hatte, die Dosen genau festzusetzen, wurde die Digitalis auch von den Praktischen Ärzten meiner Bekanntschaft verordnet.
Im November 1777 sandte ich dem sehr berühmten Wundarzt Russel in Worcester auf seine Bitte den folgenden Bericht, den ich hier zur Einführung wähle, da er zeigt, welche Gedanken ich damals über die Medizin hatte und wie sehr ich im Irrtum über ihre wirkliche Dosis war.
Im allgemeinen verordne ich das Dekokt. Drei Drams der getrockneten Blätter, zur Blütezeit gesammelt, werden in zwölf (auf acht) Unzen Wasser ge-

kocht. Zwei Löffel von dieser Medizin, alle zwei Stunden gegeben, werden früher oder später Übelkeit hervorrufen. Ich habe manchmal auch die grünen Blätter, die im Winter gepflückt waren, angewandt, aber dann verordne ich das dreifache Gewicht; und in einem Fall mußte ich drei Unzen auf ein Pint Dekokt nehmen, bis der gewünschte Erfolg eintrat. Ich betrachte den Fingerhut, in dieser Weise gegeben, als das sicherste Diuretikum, das ich kenne. Auch hängen seine diuretischen Wirkungen nicht nur davon ab, daß er Übelkeit hervorruft; denn in Fällen, in denen Szilla und Ipecacuanha in der Weise gegeben waren, daß einige Tage hintereinander Übelkeit bestand, ohne daß der Harnfluß einsetzte, habe ich noch mit dem Fingerhut Erfolge erzielt. Und ich habe in mehr als einem Fall den Fingerhut in kleineren Dosen und in größeren Abständen gegeben, so daß die vermehrte Urinausscheidung ohne wahrnehmbare Störung des Magens eintrat. Aber im allgemeinen gebe ich ihn in der zuerst erwähnten Weise und ordne an, daß noch eine Dosis nach dem Beginn der Übelkeit genommen wird. Dann lasse ich für drei, vier oder fünf Tage alle Medikamente fort, mit Ausnahme von Herzstärkungsmitteln, falls sie nötig sind. In dieser Zeit läßt die Übelkeit nach, und der Appetit wird besser, als er vorher war. Manchmal wird das Gehirn von der Medizin beträchtlich in Mitleidenschaft gezogen, so daß undeutliches Sehen die Folge ist. Ich habe aber nie einen dauernden Schaden beobachtet.

Ich brauche die Medizin bei Aszites [Wassersucht], Anascara [Ödem des Unterhautzellgewebes] und Brustwassersucht; und soweit die Entfernung des Wassers zur Heilung des Patienten beiträgt, kann man sie von dieser Medizin erwarten. Ich bitte, sie aber nicht bei Aszites weiblicher Patienten zu versuchen, da ich glaube, daß manche von diesen Fällen Ovarialzysten sind; und kein verständiger Mensch wird erwarten, daß diese in Zysten befindliche Flüssigkeit durch irgendeine Medizin entfernt wird.

Ich bin oft gezwungen gewesen, das Wasser bei demselben Patienten mehrmals durch Wiederholung des Dekokts zu entleeren, aber dann ist das in solchen Zeitabständen geschehen, wie es der inzwischen erfolgte Gebrauch anderer Medizinen und eine passende Diät erlaubten, so daß der Patient endlich vollständig geheilt wurde. In diesen Fällen wird das Dekokt schließlich so widerwärtig, daß eine ganze kleine Menge schon Übelkeit hervorbringt und ich es oft für nötig hielt, seinen Geschmack durch Hinzufügung von *Aq. Cinnam. sp.* oder *Aq. Juniper composit* zu verbessern [Zimt oder Wacholder]. Ich erlaube meinen Patienten und rate es ihnen sogar, sehr reichlich schwache Liköre während der ganzen Kur zu trinken, und manchmal, wenn die Entleerung sehr plötzlich vor sich geht, habe ich eine Bandage wie bei dem Gebrauch des Trokars [Hohlnadel zum Absaugen von Flüssigkeit in Körperhöhlen] für erforderlich gehalten.

Im Frühjahr 1779 kam eine Zahl von Wassersuchtfällen in meine Behandlung, Folgezustände des Scharlachfiebers und der Angina, welche so allgemein im vorhergegangenen Jahre unter uns gewütet hatten. Einige von ihnen waren durch Szilla [Meerzwiebel] oder andere Diuretika geheilt gewesen, hatten aber einen Rückfall bekommen. Bei andern war die Wassersucht erst einige Wochen, nachdem die ursprüngliche Krankheit aufgehört hatte, zum Vorschein gekommen. Einzelheiten kann ich nicht erwähnen, da ich es unterlassen hatte, Notizen zu machen. Das ist übrigens um so weniger zu bedauern, als die Symptome bei allen sehr ähnlich waren und alle

ohne Ausnahme durch den Fingerhut geheilt wurden.
Dieser letzte Umstand ermutigte mich, die Medizin häufiger, als ich es bis dahin getan hatte, zu gebrauchen. Und die größere Praxis hat mich gelehrt, wie ihre Anwendung zu verbessern sei.
Im Februar 1779 teilte mein Freund Stokes der ›Medical Society‹ zu Edinburgh das Ergebnis meiner Versuche mit dem Fingerhut mit.«
William Withering geht in seinem Bericht dann auf Kollegen ein, die zur Anwendung von Digitalis übergegangen waren. Und am Schluß sagte er noch:
»Es ist wahrscheinlich, daß die rohe Art der Anwendung des Fingerhuts allgemeiner verbreitet ist, als ich es zur Zeit weiß. Man muß sich aber wundern, daß kein Autor seine diuretischen Wirkungen kennengelernt zu haben scheint.«
Der Rest des Werkes des Arztes befaßt sich ausschließlich mit der Aufzählung und Beschreibung von Krankengeschichten über Patienten, bei denen er mit oder auch ohne Erfolg Digitalis gegen Wassersucht verwendet hatte. Das Buch erhält dadurch ein wenig den Charakter einer Verteidigungsschrift. Und dies gibt ihm eine tragische Note, wenn man bedenkt, daß die meisten dieser Patienten von Withering kostenlos behandelt worden waren.
Wo die Wassersucht ein Symptom einer Herzinsuffizienz war, stellte sich der Erfolg ein, weil, wie wir heute wissen, Digitalis auf den Herzmuskel wirkt. Der Pionier hatte also in Fällen solcher Erfolge unwissentlich nicht das Symptom, sondern die Ursache der Krankheit behandelt.
Ich habe die Gedanken William Witherings im Wortlaut wiedergegeben, weil sie uns zeigen, daß die Sprache wahren wissenschaftlichen, verantwortungsvollen Denkens und Suchens damals, vor 140 Jahren, ähnlich ablief wie heute im Bereich zukunftsträchtiger Wissenschaft. Ehrlichkeit, sich selbst und seinen Mitmenschen gegenüber, spricht aus jeder seiner Zeilen, und das charakteristische englische *understatement* ist Ausdruck der Erkenntnis eigener Grenzen. Diesem Mann verdanken – und verdankten – Millionen von Herzkranken ein verlängertes Leben, und zwar nicht nur ein Überleben, sondern ein aktives, teilweise schöpferisches Dasein.

Wie wirken Digitalis und Strophanthus auf Herzinsuffizienz?

Die Hauptwirkung von Digitalis und Strophanthus bei Insuffizienzen besteht in der Stärkung der Kontraktionskraft des Herzmuskels. Wenn die Vorhöfe des Herzens zu schnell schlagen und sie diesen Rhythmus auf die Herzkammern übertragen, kann Digitalis oder Strophanthus helfen. Solange das Kammerflimmern verhindert werden kann, ist das Vorhofflimmern ohne Bedeutung. Kammerflimmern kann sehr rasch zum Tod führen.
Wird Strophanthin in Form von Einläufen dem Körper zugeführt, so besteht die Gefahr, daß sie, da der größere Teil der Strophanthingabe unter Umgehung der Leber ins Herz gelangt, unter Umständen tödlich wirken. Das zeigte der Kreuznacher Mordprozeß. Ein Arzt

Keiner der Giriama-Magier war bereit, dem Autor das Geheimnis des Pfeilgifts zu verraten, ausgenommen Mudata wa Tuva.

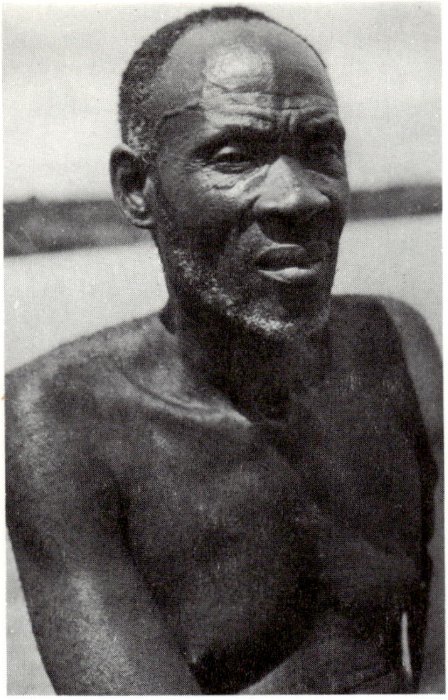

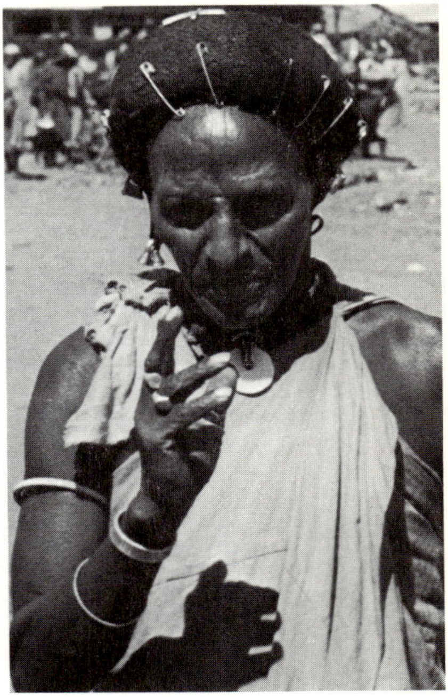

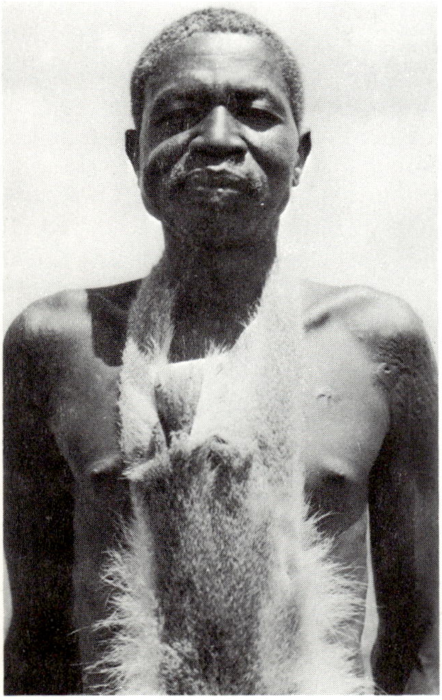

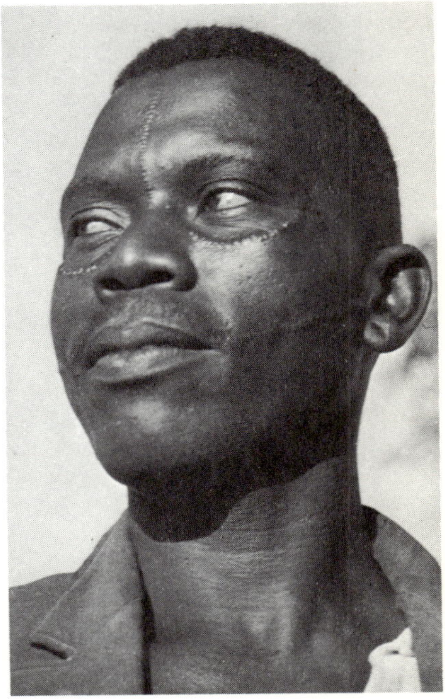

hatte seine Frau durch Strophanthin, das er in Form von Einläufen in ihren Körper verbrachte, vergiftet.

Man sieht heute von rektaler, also durch den Darm eingebrachter Strophanthintherapie ab. Man muß sich auf die Einspritzung in die Vene beschränken - das kann natürlich mit der Zeit zu einer Schädigung dieser Adern führen.

Es muß dabei beachtet werden, daß die Maximaldosis bei Digitalis 0,1 Gramm, bei Digitoxin 0,1 Milligramm beträgt, also beim reinen Produkt nur ein Tausendstel des Naturproduktes.

Digitalis wurde früher anstelle der heute ausschließlich verwendeten, genau dosierbaren Tabletten auch in Tropfen verabreicht. Bei der hohen Giftigkeit von Digitalis spielte der Umstand eine große Rolle, daß mancher Patient den Pfropfen der Flasche nicht fest genug einsteckte, so daß das Lösungsmittel der Digitalis verdunsten konnte. Dadurch wurde das Mittel zu konzentriert, und die Dosierung wurde zu hoch, so daß Vergiftungen eintreten konnten. Auch zählte mancher die Tropfen recht freizügig und sagte sich, daß ein wenig mehr nur nützen könne.

Leider kommt die Wissenschaft nicht darum herum, Digitalis und Strophanthus vor dem Verkauf an die Ärzte oder ihre Patienten am Tierversuch zu prüfen, um ganz sicher zu gehen. Die Opfer sind Katzen. Drei Kilogramm schweren Katzen wird das Präparat langsam infundiert, bis das Herz stillsteht. Damit ist ein Gradmesser für die Giftigkeit des Präparats gefunden.

Sogar die afrikanischen Jäger, die ihr Pfeilgift auf seine Wirksamkeit prüfen müssen, bevor sie es einsetzen, stechen mit einer mit dem Gift bestrichenen Nadel oder Bambusfaser in einen Frosch, um zu beobachten, wie lange es braucht, bis er stirbt. Es kann sich für den Jäger um eine Frage handeln, die über Leben und Tod entscheidet, wenn er etwa einen Löwen mit einem Pfeil aus großer Nähe (wie üblich) trifft und wenn dieser ungenügend gelähmt wird und den Jäger anzugreifen vermag.

Die Medizin verwendet in neuester Zeit nicht mehr k-Strophanthin oder Ouabain, sondern k-Strophanthosid und g-Strophanthosid. Wenn nach mehrwöchiger Behandlung mit reinen Glykosiden ein Brechreiz auftritt, bedeutet dies, daß überdosiert wurde. Bei galenischen Präparaten, also beim Naturprodukt (Digitalis oder Strophanthus), geht die Behandlung am Anfang schon mit Brechreiz einher, der also in diesem Fall nicht auf Überdosierung zurückgeht. Im ersteren Fall – also bei reinen Glykosiden – muß bei Erbrechen die Behandlung eingestellt werden. Sie kann später wieder fortgeführt werden. Bei Überdosierung ist die gefährlichste Folge eine Möglichkeit der Störung des Herzrhythmus, die in tödliches Kammerflimmern übergehen kann. Es gibt Herzen, die erst durch Einschaltung eines Schrittmachers von der Reizleitung zwischen Vorhof und Kammer unabhängig gemacht werden müssen, bevor man Digitalis anwendet, da eine Steigerung der Tätigkeit des Herzmuskels in solchen Fällen ja auch den Arrhythmus mit steigern würde. Diese Schrittmacher werden auf ein bestimmtes Maß, zum Beispiel 80 Schläge in der Minute, eingestellt. Wenn ein Patient nun Liebhabergärtner ist und gern einmal selber schwerere Gartenarbeiten durchführen möchte, setzt ihm der Schrittmacher Grenzen. Er brauchte vielleicht während kurzer Zeit 120 Schläge in der Minute und muß eben auf solche anstrengenden Arbeiten, selbst für kurze Dauer, verzichten lernen. Die von außen her regulierbaren Schrittmacher könnten da helfen.

Wenn ein Infarkt gleichzeitig mit Herzinsuffizienz einhergeht, hat die Anwen-

dung von Digitalis natürlich einen Sinn, wenn sie auch in vielen Fällen unwirksam bleiben mag.
Wenn die Reizleitung zwischen Vorhof und Herzkammer blockiert ist, bestimmen nur noch die Kammern den Pulsschlag. Das bedeutet, daß durch die automatische Arbeit der Kammern nur noch mit zwanzig bis dreißig Pulsschlägen gerechnet werden kann. Der Patient kann nur noch in absoluter Ruhelage existieren. Wenn man in einem solchen Fall Digitalis verabreichte, würde das die Reizleitung vollständig blockieren. Unter Einfluß von Digitalis wird ein Herz nicht unbedingt ökonomischer arbeiten. Eine Steigerung der Sauerstoffzufuhr durch eine verstärkte Herzmuskeltätigkeit kann nicht schaden, es sei denn, es liegt eine Schädigung der Koronargefäße vor. In diesem Fall gelangt trotz allem nicht genügend Sauerstoff in den Herzmuskel.
Ein vereinfachtes Beispiel mag diesen Vorgang verdeutlichen: Im Autovergaser kann eine »Insuffizienz« entstehen, wenn eine Leistung verlangt wird, für die die Benzinzufuhr nicht genügt. Übermäßiger Verbrauch von Brennstoff ist unwichtig, wenn nicht ökonomisch gearbeitet werden soll. Hauptsache bleibt im Fall Mensch oder Automotor, daß er überhaupt funktioniert. Ökonomische Überlegungen werden zu zweitrangigen Problemen.
Die sogenannte Erhaltungsdosis von Digitalis oder Strophanthin wird aufgrund der Pulszahl geregelt. Der Patient lernt, seinen Puls zu messen. Steigt er über 70 Schläge in der Minute – um womöglich 100 zu erreichen –, dann nimmt er seine Digitalispille ein. Erreicht sie wieder die 70 Schläge, so setzt er die Therapie aus, um erneut mit Digitalis zu beginnen, wenn der Pulsschlag wieder ansteigt. Die Uhr solcher Patienten wird zum Pulsmesser und Lebenserhalter. Vielleicht wird ein findiger Industrieller einen Pulszähler auf den Markt bringen (falls er nicht schon existiert).
In Deutschland, wo Injektionen nur von Ärzten vorgenommen werden dürfen, ist eine Therapie für Digitalis entstanden, die in gewissen Zeitabständen Digitalis verabreicht. Solche Injektionen werden von den Krankenkassen bezahlt; und mancher praktische Arzt gelangt über sie zu einer zusätzlichen Einnahme, die ihm dazu verhelfen mag, seine Praxis durch Anschaffung neuer Einrichtungen zu modernisieren. In der Schweiz dürfen auch Krankenschwestern injizieren. Dort hat sich daher ein anderes System entwickelt: Man gibt eine relativ hohe Anfangsdosis, damit man feststellen kann, wie der einzelne Patient auf dieses Mittel reagiert, um dann zu einer Minimal-Dauerdosis überzugehen. Die Wirkung ist von Mensch zu Mensch verschieden und im selben Menschen im Lauf der Zeit wandelbar. In den USA wird die Wirkungsweise von Digitalis und Strophanthus anhand von Elektrokardiogrammen am Menschen geprüft, also nicht am Tier wie in Europa. Man stellt in den USA fest, welche geringste Mengen zu gewissen Herzreaktionen führen, die auf keinen Fall Giftwirkung haben können. Wer dann solche Minimaldosen überschreitet, begibt sich in Gefahr, wenn er zu hohe Dosen einnimmt. Die maximale Dosis erscheint sinnvoller; denn sie sagt aus, welche Dosierung lebensgefährlich werden kann.
Mit Herzinsuffizienz gehen Wasseransammlungen in verschiedenen Körperstellen einher (Ödeme), wie wir schon ausgeführt haben. In neuerer Zeit sind viele sehr wirksame Entwässerungsmedikamente erzeugt worden. Dadurch sind Digitalisvergiftungen wieder häufiger beobachtet worden. Die Wasserausscheidung durch die Nieren wird gestei-

gert und Kalium in hohem Maß ausgeschieden. Kalium ist nicht sehr einfach durch Injektionen oder Tabletten zu ersetzen. Man hat daher Medikamente entwickelt, die die Ausscheidung von Kalium durch die Nieren bremsen. Digitalis hat keine direkte Wirkung auf den Wasserhaushalt und auf die Nieren (wie man früher glaubte). Eine solche Wirkung entsteht nur in hochtoxischen Dosen, wobei dem Blut Wasser und Salz in erhöhtem Maß entzogen werden. Was übrigens auch wichtig ist: Der Pulsschlag an sich ist für die Diagnose allein nicht genügend: Herzinsuffizienz kann sowohl bei beschleunigtem wie bei verlangsamtem Puls entstehen: Entscheidend ist die Regelmäßigkeit der Systolen.

Streit um Strophanthus

Fast jeder vierte Bewohner der Bundesrepublik stirbt an einem Herzinfarkt. Es ist daher nicht verwunderlich, daß Mittel und Wege zu seiner Bekämpfung die Öffentlichkeit erregen. Das durfte Bertold Kern, Facharzt für innere Krankheiten in Stuttgart, erleben, als er behauptete, daß man Strophanthin in Form von Pillen als Mittel gegen den Herzinfarkt verwenden könne.
Daß sich die pharmazeutische Industrie, die solche Pillen herstellt, einschaltete, als Kern ins Rampenlicht der Öffentlichkeit geriet, ist naheliegend.
Dieselbe Behauptung hatte die Öffentlichkeit schon einmal vor Jahren beschäftigt, als genau dieselbe Behauptung aufgestellt worden war.
Es scheint erwiesen, daß Strophanthin, das in den Magen-Darm-Trakt gelangt, rasch ausgeschieden wird. Oder man müßte eben sehr hohe Gaben verabreichen, die gefährlich werden können, wenn aus irgendeinem Grund Strophanthin in sehr hohen Dosen ins Herz gelangt.
In der Pharmakologie muß Mißtrauen gegenüber vehement vorgetragenen Behauptungen selbstverständlich sein. Um so mehr, als es heute genügend bekannt ist, daß Medikamente im Rahmen der gesamthaften Funktionen des Körpers geprüft werden müssen und nicht nur in bezug auf ihre Wirkung auf ein einzelnes Organ.
In der Bundesrepublik gibt es Ärzte, die über einen Erfolg bei einem Industriemagnaten dadurch berühmt werden, daß sie diesem aus einem berechtigten oder auch unberechtigten Grund helfen konnten. Der Magnat empfiehlt einen solchen Leibarzt dann seinen ebenfalls nicht unbegüterten Freunden, so daß er rasch zu einer Berühmtheit zu werden vermag. Es wäre nicht menschlich, wenn er ins Kloster ginge, statt das Leben in vollen Zügen zu genießen. Nun gibt es aber auch Ärzte, die wirklich aus innerstem Bedürfnis helfen wollen und die aus den von ihnen ausgelösten Lawinen gar nicht profitieren. Man wird gut daran tun, in diesen Betrachtungen den Gesamtaspekt zu betrachten.
Herzspezialisten bezeichnen Kerns These als »suggestionsbeladene Placebo-Therapie«. Alles, was das Herz beträfe, sei solchen Einflüssen ganz besonders zugänglich, sagen sie. Es wurde die Auffassung vertreten, daß höchstens zwei vom Hundert der durch den Mund eingenommenen Menge an Strophanthin wirksam werden könne. Nun darf man fragen, ob diese zwei vom Hundert nicht in manchen Fällen genügen.
Eine Gruppe von Ärzten empfiehlt nach erfolgreicher Behandlung in akuten Fällen eine Dauerbehandlung mit durch den Mund eingenommenem Digitalis.
Wir haben im Rahmen der Herzmittelforschung schon so viele seltsame Geschichten kennengelernt, daß wir jedem

einen herzlichen Willkommensgruß entbieten, der sich darum bemüht, Herzen retten zu helfen. Die Presse hatte das Thema aufgegriffen und beiden Seiten in der Kontroverse um Strophanthus Gelegenheit zur Verteidigung ihrer Thesen gegeben. Es wurde von »kleiner Herztherapie« gesprochen, die problematisch sei. Das sprach gegen die zwei vom Hundert Kerns. Die Kumulation werde zu sehr betont, sagten einige Fachleute. Denn innerhalb von 24 Stunden würden ohnehin Digitalis wie Strophanthin vom Körper ausgeschieden. Man spricht übrigens vereinfacht gern von Digitalis und Strophanthus, um den Ursprung des Medikamentes zu bezeichnen, das ja in zahlreichen Markenformen vorhanden ist.

»Kumulation« besagt, daß eine neue Dosis von Digitalis – in unserem Fall – sich an einen noch im Körper vorhandenen Rest an Digitalis anfügt, so daß nach einiger Zeit eine toxische, also giftige Wirkung im Körper entstehen kann. In Fachkreisen spricht man von Abklingquoten, die sich auf den Zeitablauf beziehen, den die Ausscheidung eines Glykosids benötigt. Für Digitalis (genauer gesagt, für das Präparat Digitoxin) beträgt sie neun vom Hundert, für Strophanthin achtzehn vom Hundert.

Es gibt Angaben, die von vierzig vom Hundert sprechen. Das verrät, daß wir uns auf experimentellen Grundlagen befinden. Bei einer vollen Sättigung des Körpers mit Digitalis, die oft nötig ist, hält die Wirkung während etwa einer Woche an. Wird Strophanthin unterdosiert, so werde es unwirksam, behaupten viele Herzspezialisten. Wenn es ums Herz geht, sind oft Minuten, sogar Sekunden entscheidend, so daß solche Überlegungen oder Erfahrungen ernstgenommen werden müssen.

Einseitiger Einsatz von Herzglykosiden kann eine Gefahr bedeuten. Man muß die größeren Zusammenhänge berücksichtigen. So betonte Kern, daß der gefährdete Herzmuskel durch Strophanthus gestärkt werden müsse. Dadurch werde die Übersäuerung der Muskulatur der linken Herzkammer gebremst. Man kann im Interesse aller Herzkranken nur wünschen, daß durch das Zusammenspiel zwischen der herkömmlichen Wissenschaft und den Außenseitern in einer ehrlichen Auseinandersetzung das Ziel erreicht wird, das den Patienten allein interessiert: daß ihm geholfen werde.

Die Meerzwiebel

Außer dem Strophanthus und Digitalis steht an dritter Stelle in der klinischen Anwendung der Herzglykoside ein Wirkstoff aus der Meerzwiebel, das Szillaren.

Dieses zwiebelartige Gewächs wächst rings ums Mittelmeer in heißen Lagen. Es wird lateinisch *Scilla maritima* oder *Urginea maritima* genannt. Die Zwiebel, die zur Hälfte über den Boden hinausreicht, kann dreißig Zentimeter Durchmesser und ein Gewicht von drei Kilogramm erreichen. Die Meerzwiebel gehört zu den Liliengewächsen, ist also eine Verwandte unserer Tulpe, der Hyazinthe, der Herbstzeitlose und unseres Lauchs. Im Herbst schießt aus der Meerzwiebel ein Blütenschaft bis zu einem Meter Höhe hervor, mit weißen oder hellblauen Blüten. Unsere Gartenszilla mit kleinen Zwiebeln ist wohl eine Verwandte der Meerzwiebel, aber in ihrer pharmazeutischen Wirkung mit ihr nicht zu verwechseln. Auch die weiße Meerzwiebel darf mit einer roten Art nicht verwechselt werden. Denn diese Spielart, die an Nordafrikas Küsten gedeiht, ist ein schon seit dem Altertum bekanntes Rattengift! Die weiße Meerzwiebel enthält das Szillaren, ein starkes Herzgift, das seit drei Jahrtausenden als Herzmittel in kleinsten Dosen verwendet wird.

Im Jahr 1500 vor Christus wurde die Meerzwiebel als Herzmittel im sogenannten *Ebers Papyrus* Altägyptens erwähnt. Die Ägypter hatten herausgefunden, daß die Wirksubstanz sich weder in den innersten noch in den äußersten Blättern der Zwiebel befindet, sondern nur in den mittleren. Sie wurde als Mittel gegen Wassersucht eingesetzt.

Ein langer Weg hat von Ägypten bis nach Basel geführt, wo in einem der führenden pharmazeutischen Unternehmen aus der Meerzwiebel ein Medikament entwickelt worden ist, das neben Digitalis und Strophanthus für Sonderfälle seinen Platz erhalten hat.

Maiglöckchen und Oleander

Die Suche nach Pflanzen, die eine digitalisähnliche Wirkung aufs Herz ausüben, brach nie ab. Die Russen verwendeten seit Jahrhunderten Extrakte aus den Blättern und Wurzelstöcken unseres Maiglöckchens (Maiblume – *Convallaria majalis*), die in diesen Pflanzenkreis gehören; ferner Extrakte aus den Wurzelstöcken des Adonisröschens *(Adonis vernalis)*. Ihre Wirkung ähnelt jener von Digitalis und Strophanthus. Man fand auch eine digitalisähnliche Wirkung in den Blättern des roten Oleanders *(Nerium oleander)* sowie in den Samen des gelben Oleanders *(Thevetia nerifolia)*. Dieser gelbe Oleander – die Thevetia – erhielt die Benennung vom Franziskanermönch André Thévet, der im Jahr 1556 aus Frankreich nach Brasilien gezogen war und als erster außer dem Tabak den gelben Oleander nach Europa brachte. Die herzwirksame Substanz des gelben Oleanders, das Thevetin, ist der von Digitalis an Wirksamkeit unterlegen. Doch wurde gerade im Versuch, ein mittelwirksames Medikament zu schaffen, das praktische Ärzte ohne Spezialkenntnisse auf dem Gebiet der Anwendung von »Digitaliden« verwenden können, auch von Thevetin Gebrauch gemacht. Besser schon, man verfügt über ein Mittel, das in der Dosierung nicht gefährlich werden kann, als keines oder eben solche, die große Erfahrung in ihrer Anwendung erfordern.

Während herzwirksame Glykoside wie Digitalis, Strophanthin und die hier noch erwähnten ausschließlich den Herzmuskel zur besseren Leistung anregen, gibt es in Südamerika ein Pfeilgift, das Muskeln zu entspannen, ja zu lähmen vermag: Curare.

Curare – Operation ohne Schock

Alexander von Humboldts vergiftete Socken

Am 21. Mai 1800 erreichte der Forscher Alexander v. Humboldt bei der Mission Esmeralda die große Gabelung des Orinoko. Auf dieser Mission lernte er das furchtbarste Pfeilgift Südamerikas kennen: Curare. Es fanden gerade Feierlichkeiten anläßlich des Einsammelns der Giftpflanze statt, einer Liane, die an den Urwaldbäumen hochklettert und gewaltige Geflechte bildet. Ein als »Herr des Giftes« bezeichneter Medizinmann der Indianer war allein berechtigt, das Gift zuzubereiten. Dieser Vorgang war Anlaß zu einem Fest, das ein wenig an unsere Feste zur Weinlese erinnert.

Humboldt konnte von diesem Gift eine kleinere Menge mitnehmen. Er hatte die teerartige Substanz nicht gerade gut verpackt in einem Sack mitgeführt, in dem er unter anderem auch seine Ersatzsocken verstaute. Als er die Socken über seine von Mücken zerstochenen Füße zog, verspürte er bald schon ein starkes Schwindelgefühl. Glücklicherweise kam er auf den Zusammenhang und fand, daß Gift aus einer der kleinen Kalebassen – in denen es aufbewahrt wurde – ausgeflossen war. Es heißt sonderbarerweise, daß er sofort seine Füße mit Kochsalz einrieb, das die Giftwirkung neutralisiert und ihm das Leben gerettet hat.

Alexander v. Humboldt war es gelungen, nachzuweisen, daß der Orinoko mit dem Amazonas in Verbindung steht. Die Quelle des Orinoko jedoch wurde von dem englischen Forscher Sir Robert Schomburgk im Auftrag der Geographischen Gesellschaft in London entdeckt. Auch dieser Forscher kam mit dem Pfeilgift in Berührung. Eine der Giftlianen trägt seinen Namen.

Eine erste Beschreibung der Giftherstellung stammt von dem französischen Forscher Biard und wurde vermutlich später phantasievoller und dramatischer gestaltet:

»Bei der Giftherstellung spielen die alten Frauen eine Rolle. Sie müssen zum Besten der Gesellschaft ihr Leben opfern; denn derjenige, welcher das Curare kocht, ist wegen den dabei stattfindenden giftigen Ausdünstungen unbedingt dem Tod geweiht. Eines Tages versammelt sich der Stamm. Man schleppt Holz und Reisig zusammen, das von den alten Frauen angezündet und drei Tage lang in Brand gehalten wird. Über dem Feuer hängt eine große Pfannne, und dahinein werden die Zweige der giftigen Liane getan, aus der man das Curare bereitet. Rings um diese Hexenküche schließen die übrigen Mitglieder des Stammes einen Kreis, den sie allmählich immer mehr erweitern, um außerhalb der giftigen Dämpfe zu sein, die sich aus der Pfanne entwickeln. Dabei werden die alten Frauen streng beobachtet, damit sie nicht entfliehen und ihre Sache gut machen. Am dritten Tag ist das Werk vollendet. Das Curare ist fertig; die giftigen Dämpfe verlieren sich, und die alten Weiber sind tot. Nun läuft jeder nach dem Gefäß und nimmt sich einen Teil des Curare-Extrakts, den er gut aufbewahrt. Bei gewöhnlicher Temperatur ist es hart und fest. Sowie man es aber erwärmt, wird es weich und kann dann auf die Pfeile gestrichen werden.«

Der leise Tod

Seit bald 500 Jahren wird der südamerikanische Kontinent erforscht. Und immer noch sind große Gebiete, vor allem im Amazonasbecken, weiße Flecke geblieben. »Das Rätsel um die Herstellung, die Zubereitung, Zusammensetzung und Wirkung des Pfeilgiftes Curare ist nur zum Teil gelöst.« Das schrieb im Jahr 1953 der Zürcher Pharmakologe Peter G. Waser. Er fährt fort: »Jahrtausendealte Überlieferung und ein sicherer Instinkt haben die ›primitiven‹ Indianervölker dazu geführt, hochwirksame Stoffe aus uns heute noch größtenteils unbekannten Pflanzen, vielleicht auch Tieren, zur Vergiftung ihrer Jagd- und Kampfwaffen zu verwenden. Geheimnisvoll ist die Zubereitung. Immer seltener gelangen kleine Curareproben aus dem Innern der riesigen Urwaldgebiete des Amazonas, Essequibo und Orinoko in die Hände der weißen Kolonisten.«

Oft werden mutige Forschergruppen, die sich ins tiefe Innere dieser Gebiete begeben, noch mit Giftpfeilen überfallen. Was ein Indianer in Esmeralda Alexander v. Humboldt gesagt hatte, darf nach über 170 Jahren noch gelten: »Ich weiß, daß die weißen Männer die Kunst verstehen, Seife zu machen und das schwarze Pulver, bei dem das Üble ist, daß es Lärm macht und die Tiere verscheucht, wenn man sie fehlt. Das Curare, das bei uns vom Vater auf den Sohn übergeht, ist besser als alles, was ihr dort drüben (in Europa) zu machen wißt. Es ist der Saft einer Pflanze, die leise tötet, ohne daß man weiß, woher der Schuß kommt.«

Schon Kolumbus hatte 1492 in Santa Cruz mit Indianern zu tun, die Giftpfeile benutzten. Darüber schrieb ein Priester am spanischen Hof, Pietro Martyr D'Anghera, im Rahmen der Entdekkungsgeschichte Amerikas. Er erwähnte schon ein Gegengift. Schon 1535 meldeten Spanier Giftpfeile aus leichtem Schilfrohr, mit Fischzähnen als Spitze, aus dem Mündungsgebiet des Orinoko. Hernan Cortez, der Eroberer Mexikos, ließ die Rüstungen seiner Konquistadoren mit Baumwolle auswattieren, damit Giftpfeile darin steckenblieben. Übrigens hatten die Azteken schon vor der Ankunft der Spanier solche dicke Wattepanzer getragen, so etwa die Mitglieder der aztekischen Garnison am Champoton, dem nördlichen Grenzfluß der Halbinsel Yukatan. Diese Garnison war gegen die Maya eingesetzt, die vermutlich auch Giftpfeile abschossen, wenn solche Panzer auch sonst im feuchtheißen tropischen Unterland den Körper besser atmen ließen und gegen Pfeile und Lanzen einen guten Schutz verspra-

Der Magier Mudata wa Tuva führt den Autor zu seinen Acokanthera-Giftsträuchern im Giriama-Land.

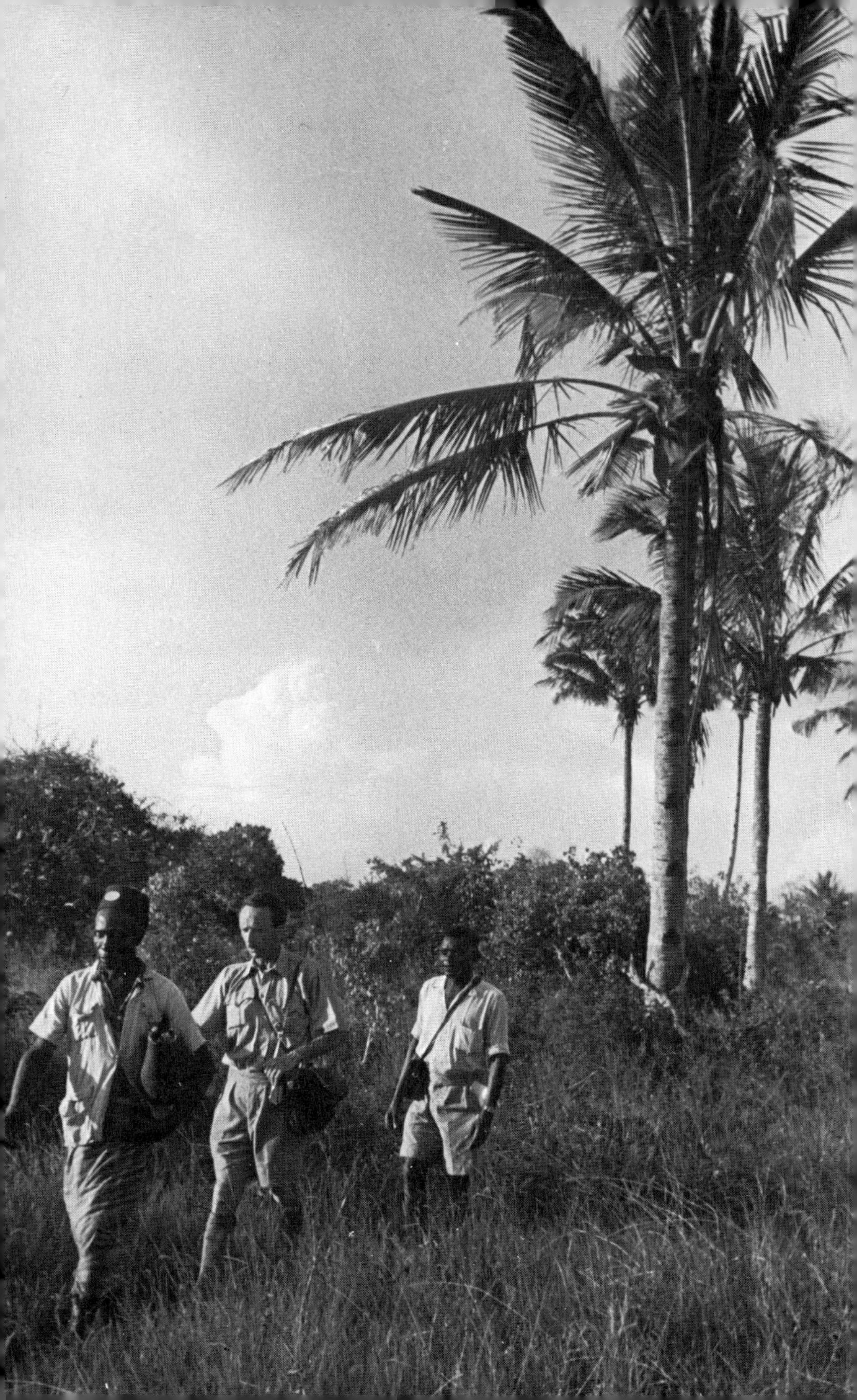

chen – ob sie vergiftet waren oder nicht. Auch Pizarro, der Eroberer Perus, erreichte 1540 nach Überschreitung der Anden das Amazonasbecken. Die Indianer schossen mit Curarepfeilen; und die Spanier waren gezwungen, ihre Flußboote mit erhöhten Schutzwänden zu versehen, die die Pfeile auffingen. Damals entstand die Bezeichnung »Amazonas« für den Strom. Die Spanier bemerkten, daß vor allem Frauen recht schießfreudig waren, und sahen in ihnen eben Amazonen. Sie fanden mit den Jahren heraus, daß die Indianer Perus zwei Arten von Pfeilgiften verwendeten, ein rasch- und ein langsamwirkendes. Auch stellten sie fest, daß in diesen Giften bis zu zwanzig Ingredienzien vorhanden waren, darunter Giftspinnen, Giftkröten, Schlangenköpfe und Flügel von Fledermäusen, schwarze Riesenameisen und giftige Fische.

Im Jahr 1741 schrieb der spanische Jesuitenpater José Gumilla, er habe erlebt, wie Indianer große gelbe Affen – ihre Lieblingsspeise – mit Giftpfeilen erlegten. Die Tiere hätten versucht, die Pfeile aus ihrem Körper zu ziehen, was ihnen bei ungiftigen Pfeilen oft gelingt. Von Giftpfeilen verwundet, seien sie jedoch wie vom Blitz getroffen heruntergefallen. Nach sofortigem Öffnen ihres Körpers habe er bemerkt, daß alle Organe eiskalt gewesen seien und daß nicht einmal das Herz noch Wärme abgegeben habe. Das Gift bleibe vier Jahre lang wirksam. Spätere genauere Beobachtungen sprechen von zwei Jahren.

Erst im Jahr 1745 untersuchte der Forscher La Condamine die pflanzliche Zusammensetzung von Curare. Unter den Ticuñas, einem Indianerstamm im Gebiet des peruanischen Marañon, stellte er etwa dreißig Arten Wurzeln, Kräuter und Lianenteile fest.

Der Forscher Bancroft veröffentlichte 1769 einen genauen Bericht über die Herstellung von Curare bei den Accawau-Indianern in Guayana:

»Ich habe das Rezept von mehreren Medizinmännern zu verschiedenen Zeiten erhalten, und immer stimmten sie in der Art und Anzahl der Ingredienzien überein. Die Mengen variierten ein wenig, da es ja keine genauen Maße gab, um sie abzuwägen.

Nimm sechs Teile der Woorara-Wurzel, zwei Teile der Warracobba-Rinde, je einen Teil der Wurzelrinde der Couranapi, Baketi und Hatchybaly. Alles das muß fein zerstoßen und in einem Gefäß mit Wasser übergossen werden, um über kleinem Feuer eine Viertelstunde zu kochen. Nachher wird der Saft von Hand aus der Rinde gepreßt – wobei die Haut der Hände nicht verletzt sein darf. Der Saft wird dann bis zur Teerdicke eingedampft. Flache Stücke von Kokaritoholz werden beigefügt und mitgekocht, worauf das Gift gummiartig daran kleben bleibt. Diese Holzstücke werden in hohle Stöcke gelegt, welche an beiden Enden mit Fell verschlossen werden. [Es handelt sich hier um sogenanntes ›Tubo-Curare‹ nach einer Giftgruppierung, die sich auf die Art der Aufbewahrung bezieht.] Will man Pfeilspitzen vergiften, so werden solche Holzstücke über dem Feuer zum Schmelzen gebracht oder in Wasser gelöst, worauf die Spitzen eingetaucht werden.«

Alexander v. Humboldt betonte in seiner Beschreibung der Giftherstellung die Verwendung eines Trichters aus Bananenblättern, Palmfasern und anderen Bestandteilen, durch den ein kalter Aufguß fein zerriebener Lianenrinde geseiht werde. Der während Stunden langsam abtropfende gelbe Saft enthalte das Gift, das dann durch Eindampfen eingedickt werde. Die Liane im natürlichen Zustand habe keine Giftwirkung. Sie werde sogar gegen Darmkrankheiten verwendet.

Im Gebiet von Esmeralda wird das Gift in Kalebassen der Crescentia-Pflanze aufbewahrt – und heißt daher Kalebassen-Curare.

Der erwähnte Forscher v. Schomburgk stellte 1839 fest, daß nur noch wenige Familien in Esmeralda Gift zuzubereiten wußten. Am Rio Branco in Guayana jedoch wurde er in die Curare-Zubereitung durch Indianer vom Stamm der Makuschi eingeweiht. Er begleitete die Indianer bis ins Sammelgebiet, in dem die wichtigste Liane wächst, die er als *Strychnos toxifera* bezeichnete. Richard Schomburgk, der Bruder Roberts, drang tiefer in die Geheimnisse der Curare-Zubereitung ein und konnte erstmals auch botanisch genauere Angaben machen. Es ist erstaunlich, mit welch routinierten Kenntnissen diese Giftmischer ausgestattet sind.

Die Liane kann als Curare nur in einem ganz bestimmten Entwicklungsstadium dienen. Im Jahr 1879 berichtete dann Richard Schomburgk, daß neben *Strychnos toxifera* noch andere Lianen verwendet wurden (Strychnosarten). Etwa die Hälfte des Rohmaterials war Rinde von *Strychnos toxifera,* ein Viertel *Strychnos cogens* und *pedunculata,* dazu drei Arten von Wurzeln – vermutlich auch Strychnosarten – und Manuca-Holz. Nachdem das Ganze fein in einem Mörser zerrieben war, wurde es – noch unter Weglassen von Muramu, einer der drei Wurzeln – einen Tag lang in Wasser gekocht und der entstehende Schaum sorgfältig abgeschöpft. Die auf ein Siebentel eingedickte Flüssigkeit war kaffeebraun gefärbt. Sie wurde durch Gras in einem Trichter filtriert, worauf dieses Filtrat in einer flachen Schüssel drei Stunden lang der Sonne ausgesetzt wurde. Jetzt gab man die pulverisierte Muramu-Wurzel bei. Es entstand eine gallertige Masse. An der Sonne wurde sie durch Austrocknen weiter eingedickt. In diesem Zustand wird das entstandene Curare in kleine Tonkrüge oder Kalebassen abgefüllt und hält sich während zweier Jahre.

Durch Versuche mit Dornen, die in das Gift eingetaucht wurden, wird die Wirkung des Giftes an Kleintieren – Fröschen, Echsen, Hühnern – ausprobiert. Die Versuchstiere starben – im beobachteten Fall – nach wenigen Minuten.

Lianen – 200 Meter lang

Einen großen Schritt weiter in der Kenntnis des Curare führte uns der deutsche Pharmakologe F. W. Friese, der an einer brasilianisch-kolumbianischen Grenzkommission teilnahm (1933 und 1936). Hier sein Bericht:

»Zur Curare-Herstellung werden Rinden verschiedener Strychnosarten verwendet. Bei den Uaupès-Indianern am Araraquara-Gebirge, einem der Stämme, die als hervorragende Giftbereiter gelten, kommen vornehmlich *Strychnos letalis, Strychnos lcaja, Strychnos lanceolaris* zum Teil in bis 200 Meter langen Schlingpflanzen mit weiten Verzweigungen an den riesenhaften Urwaldbäumen vor. Längsstreifen der Rinde von drei bis vier Zoll Breite und 20 bis 30 Zoll Länge, schachbrettähnlich aus den mittleren Stammteilen entnommen [etwa 40 bis 70 Kilogramm je Stamm und Ernteperiode, das heißt je Trockenzeit], werden in Holztrögen in Wasser eingeweicht, wobei das Korkgewebe sorgfältig von den anderen Schichten getrennt wird. Nur das erstere wird nach dem Trocknen weiterverarbeitet. In Hartholzmörsern wird mit hölzernen Reibkeulen in tagelanger Arbeit ein grobes Mehl hergestellt. Die Tagesleistung eines Mörsers macht kaum mehr als 200 Gramm aus.

Jedes an einem Tag in einem Mörser

hergestellte Rindenpulver wird für sich ungetrennt weiter verarbeitet, indem das Pulver langsam mit warmem Wasser in hölzernen Gefäßen ausgezogen wird. Die vielleicht 70 bis 80 Grad Celsius betragende Extraktionstemperatur wird durch hineingelegte, vorgewärmte Steine erreicht. Von Kochen ist nie die Rede. Die Wassermenge für die genannten 200 Gramm Pulver beträgt zwei Liter. Die Behandlung des Rindenquantums mit Wasser dauert etwa vier Tage. Der Inhalt des Topfes stellt nun eine rotbraune bis braunschwarze, entfernt nach altem Kaffeesatz riechende, durchdringend bittere Flüssigkeit dar. Durchseihen durch einen Bastfilter trennt diese vom Rindenrückstand. In einem mehrere Tage dauernden, sehr schonend Wärme zuführenden Konzentrationsprozeß wird die Flüssigkeit zur Konsistenz von Sirup eingedickt. Nach Herstellung wird sie in Flaschenkürbisse abgefüllt.«

Am Chemischen Institut der Universität Zürich wurde seit 1946 die Isolierung von Curare-Alkaloiden aus Kalebassen und bestimmten Pflanzen unternommen. Seit 1950 wurde die eingehende pharmakologische Bearbeitung dieser neuen Alkaloide dem Pharmakologischen Institut der Universität Zürich überlassen, unterstützt von der Fritz-Hoffmann-La-Roche-Stiftung, die teilweise auch Curare aus Brasilien für Untersuchungszwecke besorgen konnte. Peter G. Waser, Direktor des Pharmakologischen Instituts Zürich, stand vor dem Problem der Einteilung der Curare-Materialien.

Verpackungsart: In Bambusrohren verpackt ist Curare aus *Chondrodendron tomentosum,* das eine Anzahl wirksamer Alkaloide enthält (d-Tubocurarinchlorid, d-Chondrocurarinchlorid, l-Tomentocurarin sowie die tertiären Basen l-Curin, d-Chondrocurin, d-Isochondrodendrin).

Topf-Curare (in kleinen Tonkrügen, unglasiert, ja oft ungebrannt). Curare darin vermutlich auch von einem Chondrodendron oder Cocculusarten der Menispermaceen.

Kalebassen-Curare hat eine viel stärkere Wirkung als die beiden vorgehenden. Stammpflanzen sind Strychnos- und eventuell auch Chondrodendron-Arten des mittleren Orinoko und oberen Amazonasgebietes.

In Bastsäcken der Ticuna-Indianer scheint sich ein ähnliches Curare wie Kalebassen-Curare zu befinden.

Da kaum in je zwei Kalebassen genau dieselbe Substanz gefunden wird, hat man andere Einteilungen vorgeschlagen, zum Beispiel nach Färbung (lehmfarbig bis braun von Indianern südlich des Äquators, braunschwarz bis schwarz aus Kalebassen und Töpfen aus Britisch-Guayana). Die Schwärzung rührt vermutlich von Zersetzungsprodukten her. Die bekannten Alkaloide haben weiße, gelbe bis rote Farbe. Waser denkt an eine künftige Einteilung nach dem Inhalt der Stammespflanzen: von Strychnos, Chondrodendron oder Erythrina-Curare.

Es ist erstaunlich, daß seit Alexander v. Humboldt und den Gebrüdern Schomburgk die Kenntnis über die Pflanzen, die in Curare Verwendung finden, kaum erweitert worden ist. Für das Hauptalkaloid Curarin – das im Pfeilgift gefunden wurde und auch isoliert werden konnte – fehlte bis vor kurzem jegliche Vermutung über die Stammespflanze. Mit Hilfe der modernen Papierchromatographie konnte in der Rinde von *Strychnos Mitscherlichii/Rich. Schomburgk* neben Fluorocurinin, Calebassin und den C-Alkaloiden B, C, D und I gefunden werden.

Das in kleineren Mengen enthaltene Calebassin und äußerst wirksame Toxiferin stammt aus der Rinde von *Strych-*

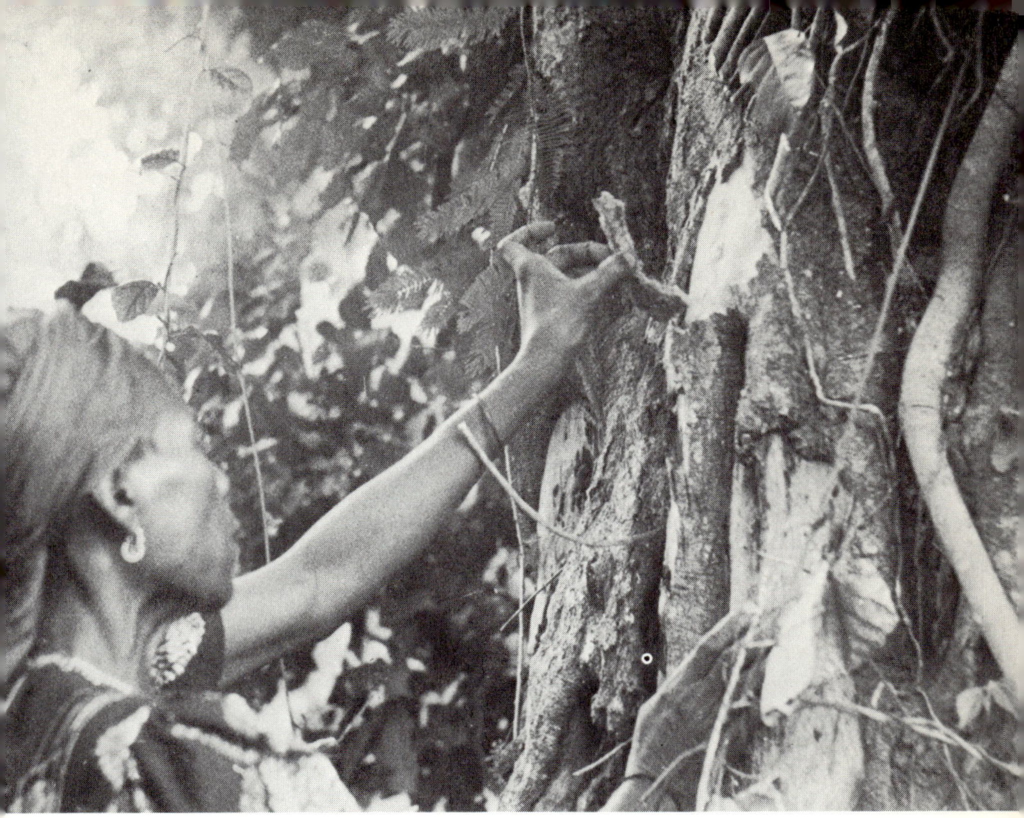

Eines der furchtbarsten Gifte Westafrikas, das vor allem zu Gottesurteilen verwendet wird, findet sich unter der Rinde des Rotwasserbaumes. Beim Lösen der Rinde darf die gallertige Giftmasse nicht berührt werden. (Im Ausschnitt die Schotenfrucht.)

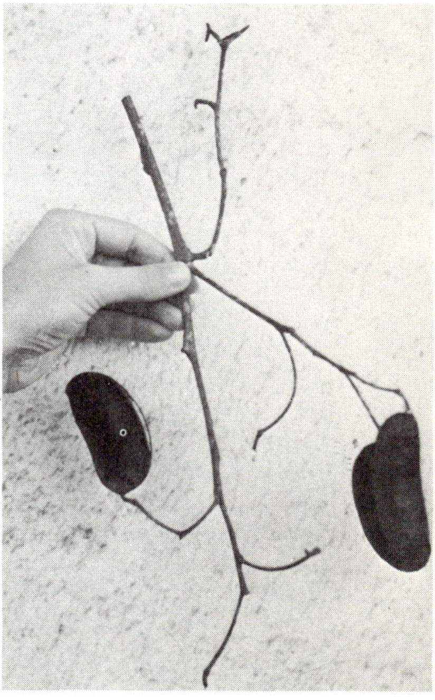

nos toxifera Rob. Schomburgk. Dieser Kletterbaum hat nur während gewisser Zeiten wirksame Alkaloide. Es ist heute sicher, daß die Indianer des mittleren und oberen Orinoko diese zwei Strychnosarten für ihr Curare verwenden.

Man wird bis auf weiteres immer noch auf fertiges Curare für Untersuchungszwecke zurückgreifen müssen, was mühselige Arbeit bedeutet.

Die eingehenden Untersuchungen von

H. Schmid und seinen Mitarbeitern haben zu einem wichtigen Resultat geführt:
Aus Kalebassenmaterial wurden 22 Alkaloide, davon 14 erstmalig, durch Chromatographie an Zellulosepulver rein isoliert. Als Stammespflanzen sind bis jetzt *Strychnos toxifera* und *Strychnos Mitscherlichii* erkannt worden. 19 dieser Alkaloide sind von Waser und seinen Mitarbeitern pharmakologisch genau untersucht worden. Bei sieben stand die außerordentliche Lähmungswirkung im Vordergrund, die zum Teil bis 250mal stärker ist als Tubocurarin, also das in Holzrohren aufbewahrte Curare. Die Lähmung dauert bei diesen Alkaloiden sehr lang. Sie können kumulieren. Für die weniger wirksamen ist die Lähmung kurz. Die Atmungslähmung tritt oft vor der vollständigen peripheren Muskellähmung ein. Durch Lähmung am autonomen Nervensystem kann der Blutdruck bei einzelnen Alkaloiden für kurze Zeit absinken.
Die Resorption aus einem intramuskulären oder subkutanen Depot verläuft rasch. Sie ist auch enteral möglich. Die Ausscheidung erfolgt zur Hauptsache unverändert im Urin. Der Abbau in der Leber ist wahrscheinlich, da die Galle alkaloidreich ist. Toxiferin ist von größter Wirksamkeit und ohne Nebenwirkungen, so daß es für langandauernde Lähmung beim Menschen medizinisch verwendet werden kann. C-Curarin ist mit Tubocurarin vergleichbar. Es wirkt stärker, hat aber auch Blutdrucksenkung zur Folge. Nach höheren Dosen kann die Ausscheidung (Elimination) gestört sein. Calebassin lähmt nur kurz, mit Blutdrucksenkung. Die Alkaloide E und G sind Toxiferin in der Wirkungsstärke überlegen und haben eine große Selektivität für die Nervenendplatten. Vor Verwendung muß der Aktivitätsabfall der Lösungen abgeklärt werden. Von den übrigen Alkaloiden ist besonders H wirksam, gut selektiv und leicht eliminierbar. K ist ähnlich wie B bei der Lähmungsdosis blutdrucksenkend und wird langsam ausgeschieden.
Es leuchtet ein, daß weitere Untersuchungen über die etwa fünfzig Strychnosarten erfolgen müssen. Die Feststellung von Unterarten ist oft schwierig, weil scheinbar identische Pflanzen verschiedenen chemischen Rassen zugehören, also chemisch verschieden aufgebaut sind. Da die Lianen nur ganz zuoberst – meist einige Dutzend Meter hoch – im Blätterdach der Urwaldbäume eigene Zweige und Blätter ansetzen, sind sie botanisch noch zusätzlich schwierig zu untersuchen. Man muß die Bäume samt den Lianen fällen. Interessant ist, daß in keiner der bekannten Strychnosarten Strychnin gefunden wurde.
Für die Medizin wurde entscheidend, daß es den Zürcher Wissenschaftlern gelang, das wirkliche Molekulargewicht festzustellen und den Weg für die Synthese der untersuchten Alkaloide des Kalebassen-Curare zu bereiten. Die Alkaloide dieses Curare sind dem Strychnin chemisch nahe verwandt, das durch R. B. Woodward schon total synthetisiert worden war. Die klinische Verwendung von Curare-Präparaten synthetischer Herstellung ist gesichert, wenn auch die Studien am noch immer nicht ganz gelösten Geheimnis des Curare weitergehen.

Curare in der Chirurgie

Ein langer, beschwerlicher Weg führte vom Pfeilgift Curare bis zu seiner klinischen Anwendung im Operationssaal. In Kanada lebte ein bekannter Homöopath namens Alexander Griffith. Er beeinflußte seinen Sohn Harold, der sich zum

Medizinstudium entschlossen hatte, dahin, daß er es sich schon bald zur Aufgabe machte, nach dem Grundsatz zu handeln: »Das Mindestmaß eines Medikaments zu verwenden, das den gewünschten Zweck zu erfüllen vermag.« Er widmete sich bald speziell der Anästhesie. Er soll später, als er an der Hochschule in Montreal lehrte, den Studenten erzählt haben, sein Schwiegervater – auch Arzt von Beruf – hätte einmal Pech gehabt. Einer seiner Patienten sei auf dem Operationstisch plötzlich hochgefahren und im Hemd durch den Korridor auf die Straße gerannt. Die Narkose habe anscheinend nicht ausgereicht.

Ab 1925 machte Harold Griffith sich zum Vorkämpfer für die Verwendung einer neuentwickelten Beatmungstechnik (endotracheale Technik durch Intubation direkt in die Luftröhre). Diese gab ihm – es war im Jahr 1942 – den Mut, als erster Curare in die Vene eines Patienten zu spritzen, um dann die Anästhesie auf gezielte Weise mit kleinstmöglichen Dosen der einzelnen Medikamente durchzuführen. Das Experiment gelang.

Später verriet Harold Griffith, daß er einen solchen Schritt wagen durfte, weil die Gesetze über medizinische Experimente damals noch lange nicht so streng waren wie heute (seine Äußerung geschah im Jahr 1967). Heute wäre der Versuch unterblieben. Niemand wird wohl in Zukunft noch einmal eine solche Chance haben, ein völlig neues Mittel am Menschen selber zu erproben.

Im Jahr 1945 unternahmen zwei Anästhesisten an der Liverpooler Universität, T. Cecil Gray und John Halton, die ersten klinischen Versuche mit dem Alkaloid d-Tubocurarinchlorid. Es folgten dann tausend Operationen unter Anwendung der sogenannten »leichten Narkose«, die erst Curare ermöglichte. In den Vereinigten Staaten arbeitete man mit so geringen Dosen Curare, daß die Atmung erhalten blieb, dafür aber die spezifische Wirkung des Curare unbedeutend war. Grey und Halton dagegen betonten die Notwendigkeit hoher Dosen bei gleichzeitiger Sicherstellung künstlicher Beatmung.

Die Dosierung von Curare mußte vorerst biologisch standardisiert werden, und zwar durch jene Minimalgabe, die beim Kaninchen »Kopfhängen« hervorruft. Erst als es gelang, die Präparate besser zu reinigen, konnte die Dosierung in Milligramm angegeben werden.

Gray und Halton gaben ihren Patienten gerade genug Stickoxydul, um sie schlafen zu lassen und gegen Schmerzen unempfindlich zu machen. Dafür setzten sie relativ starke Dosen an Curare ein, dessen Wirkung sie nach Beendung der Operation mit einem glücklicherweise schon vorhandenen Bremsmittel, dem Prostigmin, wieder aufzuheben vermochten.

Bis dahin gelang die Ausschaltung der motorischen Funktion, also die Lähmung der Muskulatur, nur durch hohe Ätherdosierung, während die Bewußtseins- und Schmerzausschaltung allein schon durch kleine Mengen des Narkotikums zu erzielen ist. Der Fortschritt durch die Anwendung von Curare liegt darin, daß die Menge des Narkotikums stark verringert werden kann. Die Lähmung des Bewußtseins und des Schmerzempfindens wird beispielsweise durch oberflächliche Narkose – etwa durch Lachgas – erreicht. Man kann in solchen Fällen eher von Analgesie als von Narkose sprechen. Die tiefe Reflexlähmung wird durch Curare unterhalten. Zur Aufhebung dieser Wirkung wird nach vorherigen Gaben von Atropin – wie gesagt – Prostigmin verwendet, das sich bei der Behandlung unter anderem erschlaffter Darmmuskulatur schon bewährt hat, indem es die innere Spannung in der glatten Muskulatur wieder herstellt.

Vorteile der Curarebehandlung sind auch das rasche Erwachen des Patienten nach der Operation. Die Depression auf Atmung und Herz wird vermindert und das Erbrechen nach der Operation weitgehend verhindert.

Die Reihenfolge der motorischen Lähmung vollzieht sich an der Skelettmuskulatur wie folgt: Lid- und Augenmuskulatur, mimische, Kopf- und Nackenmuskulatur, Extremitäten, Rumpf-, Bauch- und Muskulatur zwischen den Rippen und zuletzt Zwerchfellmuskulatur. Bei Behebung der Lähmung gilt die umgekehrte Reihenfolge. Curare wirkt sehr selektiv auf die Nervenendplatten, schließt aber leider auch jene Nerven ein, die die Atmung besorgen. Daher die Forderung nach gleichzeitiger Beatmung bei einer Anwendung von Curare.

Curare wirkt innerhalb zulässiger Dosierung etwa während zwanzig Minuten entspannend, bis es ausgeschieden wird. Es sind einige Ersatzpräparate hergestellt worden, darunter Sukzinylbischolin, das nach ganz kurzer Einwirkung sofort abklingt. Es wird in Form intravenöser Dauerinfusion eingesetzt und kann jederzeit unterbrochen werden. Mit diesem Präparat wird der Chirurg vom genannten Prostigmin unabhängig und kann viel genauer dosieren. Er muß nicht warten, bis die wiedererwachende Kontraktion der Muskeln – die er vielleicht gerade operiert – zu einer Curarezugabe Anlaß gibt.

Während des Zweiten Weltkrieges wurde die Beschaffung von rohem Curare aus Südamerika für Europa erschwert. Nordamerika bot dies keine Schwierigkeiten. Die Synthetisierung hat dieses Problem beseitigt.

Die Eigenschaften von Curare wurden auch in der Psychiatrie eingesetzt. Die Krämpfe, die mit der Elektroschocktherapie einhergehen, lassen sich durch Tubocurarin so vermindern, daß die leider vorkommenden Knochenbrüche weitgehend vermieden werden können. Daß die Verwendung von Curarin bei Operationen zu einer weiteren Entwicklung der Beatmungsgeräte geführt hat, darf man annehmen.

Unter den medikamentösen Helfern des Chirurgen spielt eine Substanz eine Rolle, die ausnahmsweise kein Gift ist, obwohl sie aus der Pfeilgiftpflanze Strophanthus gewonnen wird: Cortison.

Das Cortison-Wunder

Ein Kilogramm Strophanthin aus dem Strophanthus genügt für den Weltbedarf an Strophanthin für mehrere Monate. Eine synthetische Herstellung dieses Stoffes ist also sinnlos, um so mehr, als sie sehr kostspielig ist.

Anders liegen die Verhältnisse bei einer anderen Gruppe von Stoffen, die chemisch ebenfalls als Steroide zu bezeichnen sind, die also eine gewisse Ähnlichkeit mit Strophanthin im Bau ihrer Moleküle haben. Es sind die Hormone der Nebennierenrinde. Einige Vertreter dieser Stoffgruppe, zuerst das Cortison, erhielten besondere Bedeutung, als E. C. Kendall und Philipp S. Hench in der Mayo-Klinik (USA) feststellten, daß Cortison entzündungshemmende Eigenschaften besitzt, die besonders bei rheumatischen Erkrankungen zu dramatischen Erfolgen führten, die aber auch bei Augen- und Hautkrankheiten heute von großer praktischer Bedeutung sind. Sie erhielten dafür im Jahr 1950 den Nobelpreis, zusammen mit T. Reichstein, der maßgeblich an der Aufklärung des chemischen Baues der Nebennierenrindenhormone beteiligt war.

Cortison mußte bis dahin aus tierischem

Material extrahiert werden – aus den Nebennieren von vierzig Rindern wurde genau so viel Cortison gewonnen wie ein Patient für die Behandlung seines rheumatischen Leidens pro Tag benötigte. Obwohl es sich hier nicht um ein Gift, sondern um ein Nebennierenhormon handelt, möchte ich ganz kurz darauf eingehen. Wir haben hier ein Beispiel für den Fall, wo man eine bestimmte Substanz sucht und dann zufällig ein Nebenprodukt findet, das dem ersten an Wichtigkeit ebenbürtig ist.

Cortison gehört heute in die Hände jedes Arztes. Es gibt schon eine Reihe von natürlichen Kortikosteroiden (Corticosteron, Cortisol), die zur Familie der Cortisone gehören. Solche Hormonpräparate wie Cortison und Cortisol wurden mit Erfolg bei Gelenkrheumatismus, bei allergischen Erkrankungen, Haut- und Augenkrankheiten, Asthma und anderen Leiden eingesetzt. Auch gegen gewisse Blutkrankheiten – akute Leukämie – und gegen die Hodgkinsche Krankheit (bösartige Erkrankung des lymphatischen Systems mit granulomatösen Wucherungen) hat sich Cortison, wenigstens zur Linderung der Beschwerden, bewährt. Es wurden durch die Industrie bald auch künstliche, immer stärkere Cortison-Derivate in den Handel gebracht, so zum Beispiel Prednison, Methylprednison, Dexamethason. Sie können zu Überdosierungen führen.

Hench hatte an der Mayo-Klinik in Rochester, USA, festgestellt, daß gewisse rheumatische Erscheinungen bei Patienten zurückgingen, wenn sie eine Gelbsucht hatten oder – im Fall weiblicher Patienten – ein Kind erwarteten. Er bemerkte, daß bei Gelbsucht der Körper eine Substanz in vielleicht überdosierter Menge produzierte, die an sich als normal gelten darf, wenn sie eben in beschränkter Menge auftaucht. Er fand dann heraus, daß werdende Mütter dieselbe Substanz in erhöhtem Maß in ihrem Blut hatten – und deshalb auch weniger an Rheuma litten. Wir wissen heute, daß eine nahe chemische Verwandtschaft zwischen der Galle, dem Vitamin D, dem Ergosterol und gewissen Sexualhormonen besteht. T. Reichstein hatte schon das Desoxycorticosteron auf einfachem Weg synthetisch bereitet, das eine Zeitlang für die Behandlung der Addison-Krankheit (Bronzehautkrankheit infolge Insuffizienz der Nebennierenrinde) eingesetzt wurde.

Von Reichstein und seinen Mitarbeitern wurden, wie schon oben erwähnt, Versuche unternommen, um geeignete Strophanthusarten als Ausgangsmaterial für die Fabrikation von Cortison zu finden. Sie haben alle zugänglichen Strophanthusarten chemisch analysiert, um Vertreter zu finden, die in ihren Samen möglichst viel des wertvollen Sarmentogenins enthielten, das sich chemisch relativ leicht in Cortison überführen läßt. Auch amerikanische Firmen haben 1949/1950 Expeditionen nach Afrika geschickt, um möglichst viele verschiedene Strophanthusarten zu suchen. Es zeigte sich aber schließlich, daß auch die beste Varietät des *Strophanthus sarmentosus* ein zu teures Ausgangsmaterial für die Fabrikation von Cortison ist.

Praktisch verwendbar erwiesen sich zuerst bestimmte Gallensäuren sowie Cholesterol. Aus solchem Ausgangsmaterial wurden Cortison und verwandte Stoffe zuerst industriell in größeren Mengen fabriziert. Diese Verfahren waren aber recht umständlich und wurden bald verdrängt, als es gelang, gewisse Sapogeninen, wie sie besonders in mexikanischen Dioscorea-Arten vorkommen, nicht nur in Sexualhormone, sondern auch in Cortison und verwandte Stoffe überzuführen.

Ein entscheidender Schritt dafür war die Ausarbeitung geeigneter mikrobiologischer Methoden, die es gestatten, in einem bestimmten Moment ein Sauerstoffatom in das Steroidmolekül an einer bestimmten Stelle (11-Stellung) einzuführen. Die Vorarbeiten dafür hatte der nordamerikanische Chemiker R. E. Marker geleistet, als es ihm gelang, aus einer mexikanischen Dioscorea (Yamsknolle) einige Kilogramm Sexualhormone zu produzieren, die über 300000 DM pro Kilogramm wert waren. Diese Yamsknolle wurde dann durch eine Finanzgruppe in Mexiko im großen ausgebeutet. Der Preis konnte dadurch bald auf 10 DM herabgesetzt werden. Die ersten Ernten waren eingebracht worden. Sie erreichten schon im ersten Jahr über eine halbe Million Tonnen Yamswurzeln. Heute werden aus diesen Wurzeln schon für über eine halbe Milliarde DM Sexualhormone fabriziert. Sie gehen vor allem auch in die Fabrikation von »Anti-Baby-Pillen«. Obwohl man mit der Zeit leider feststellen mußte, daß Cortison die Arthritis nicht heilt, sondern nur vorübergehend zu bessern vermag, stellen Cortison und seine Verwandten äußerst wertvolle Arzneimittel dar, die heute vielfach Verwendung finden und in großem Maßstab fabriziert werden. Dazu dienen in erster Linie Dioscorea-Arten als Ausgangsmaterial, aber auch das aus Abfällen der Sisal-Fabrikation (besonders in Ostafrika als Faserlieferant gepflanzt), kann relativ gut zur Fabrikation dieser Hormone verwendet werden.

Daß es in der Entwicklung von Medikamenten keinen Stillstand gibt, mag dieses Beispiel, Cortison – von Rindergalle über Strophanthus zur Dioscorea –, zeigen.

Aber es gibt beinahe hundert verschiedene Dioscorea-Arten allein in Mexiko. Einzelne darunter sind sehr wichtige Nahrungsmittel im tropischen Tiefland; andere dienen nur als Giftmittel zum Vergiften von Gewässern zwecks Fischfangs. Marker suchte jahrelang nach einer Dioscorea, die vor allem einen hohen Gehalt an Diosgenin, einem Sapogenin, enthielt, einer Substanz, die im Labor durch Hydrolyse des rohen Saponins entsteht. Marker mußte feststellen, daß nur kaum ein halbes Dutzend der unter etwa hundert Dioscorea-Arten das richtige Sapogenin enthalten, Grundmaterial für die Herstellung der so gesuchten Kortikoide. Ferner erwies es sich, daß manche der Dioscoreen bis zu zwanzig Jahre brauchen, um ihre Wurzeln so zu entwickeln, daß sie Sapogenin in nutzbarer Menge enthalten. Der Forscher entdeckte endlich eine Art von Dioscorea, die viel Sapogenin enthält und die in nur drei Jahren ausreift. Die Südafrikaner fanden bald heraus, daß auch sie über eine Dioscorea verfügen, die ähnliche Resultate zeitigt. Die Wurzeln können ausgereift bis zu 50 Kilogramm Gewicht erreichen. Millionen von Westafrikanern, besonders im Hinterland des Golfes von Guinea, leben von Yamsknollen. Besser ernährte Leute als die aus dem Yamsbereich kann man im übrigen Afrika nicht auftreiben.

Heute werden große Quantitäten von Cortison und verwandten Stoffen teilsynthetisch vorwiegend aus Dioscorea hergestellt. Die Extrakte der Knollen werden dabei zuerst mit Säuren erhitzt, wobei Zucker abgespalten und das Diosgenin freigesetzt wird. Aus diesem wird durch Kombination rein chemischer wie mikrobiologischer Prozesse dann das gesuchte Produkt, Sexualhormone sowie Kortikoide, hergestellt.

Die Ursachen des Rheumatismus sind noch nicht aufgeklärt – und ebensowenig die Wirkungsweise der Nebennierenrindenhormone. Jedenfalls wurde durch die Kortikosteroide eine neue Ära in der Behandlung von Rheuma und anderen Krankheiten eingeleitet.

Ein Gift, das jedoch seit altersher zur Linderung von Schmerzen dient und das sich in der Tollkirsche befindet und auch bei Operationen unentbehrlich geworden ist, ist in seinen Auswirkungen besser erforscht: das Atropin.

Tollkirsche

Nachtschattengewächse *(Solanaceen)* wie die Tollkirsche *(Atropa belladonna)*, das Bilsenkraut *(Hyoscyamus niger)* und der Stechapfel *(Datura metel)* liefern uns eine ganze Reihe von sogenannten Tropa-Alkaloiden, die untereinander chemisch sehr ähnlich sind. Einige dieser in der Therapie oft verwendeten Substanzen werden in der inneren Medizin als krampflösende Mittel verwendet. Es werden Störungen in den Verdauungswegen, in den Atemwegen (beispielsweise *Asthma bronchiale)*, ferner Herz- und Gefäßstörungen, Stoffwechselstörungen, Beschwerden des Urogenitaltraktes damit erfolgreich behandelt. Ferner kommt die Behandlung von Nierensteinkoliken und heute in zunehmendem Maß von Störungen des Nervensystems hinzu. Die genannten Substanzen werden auch vorbeugend gegen Auto-, Luft- und Seekrankheit eingesetzt. Scopolamin dient in der Psychiatrie zur Erzeugung von Dämmerschlaf und andern Beruhigungskuren (zentral-nervös dämpfendes Mittel). In Verbindung mit anderen Stoffen spielen diese Tropaalkaloide auch in der modernen Chirurgie zur Einleitung der Narkose eine Rolle. Man ist auch auf das Colchicin zurückgekommen, einen Giftstoff, der in unserer Herbstzeitlosen enthalten ist. Man hat ein Rheumamittel auf seiner Grundlage herausgebracht.

Kommen wir auf die Tollkirsche zurück. Wer sich zur Augenuntersuchung zum Augenarzt begibt, wird vielleicht erleben, daß ihm aus einer Pipette ein Tropfen einer klaren Flüssigkeit ins Auge geträufelt wird. Es handelt sich um Atropin, also einen Hauptwirkstoff aus der Tollkirsche. Dies Alkaloid hat eine lähmende Wirkung auf das parasympathische Nervensystem (das als Gegenspieler zum sympathischen Nervensystem mit diesem das vegetative Nervensystem bildet). Das Atropin wirkt auf die Regenbogenhaut des Auges, deren Anpassungsfähigkeit es herabsetzt oder sogar aufheben kann, so daß es zur Erweiterung der Pupille kommt. Der Augenarzt nutzt diese Eigenschaften bei bestimmten Untersuchungen oder Augenkrankheiten. Atropin bewirkt im übrigen auch eine Erweiterung der Herzkranzgefäße, so daß es auch bei Behandlung von Herzkrankheiten eine Rolle spielt.

Über die Wirkung einer Vergiftung mit Tollkirsche (oder Atropin in zu hohen Gaben) wollen wir auf eine Schilderung zurückgreifen, die auf über hundert Jahre zurückgeht. Damals kam es noch öfter vor, daß Kinder im Wald Tollkirschen verspeisten: »Anfangs zeigt sich eine fieberhafte Aufregung, Röthe des Gesichts; Kopfschmerz ist nicht immer vorhanden. Die Augen treten zuweilen funkelnd hervor, die Lider hängen herab. Conjunctiva injiciert, die Pupillen unempfindlich, äußerst erweitert. Das Sehvermögen gestört. Die Gegenstände erscheinen doppelt oder mehrfach, oft kleiner. Oft ist das Sehvermögen zeitweise ganz aufgehoben. Die Haut ist zuerst subjectiv brennend heiß, während objectiv die animalische Wärme stets abnimmt. Anfänglich ist dieselbe trokken, später mit starkem Schweiß bedeckt; doch nimmt das Gefühl immer mehr ab. Öfter zeigt sich ein charakteristisches, scharlachrotes Exanthem. Es entsteht Durst, Trockenheit im Schlunde, Schlingbeschwerden, Schmerzen im Schlunde und beschwerliches Sprechen.

Gleichzeitig stellt sich Delirium ein, bald als mehr furibundes mit Lärmen, Raserei und Schaum am Munde, Streitsucht; bei anderen dagegen mit Ausgelassenheit, Lachlust, bei den lebhaftesten Gesticulationen und Bewegungen, bald wieder in der Form von Delirium tremens mit Sehen von verschiedenen Thieren, Ratten, Mäusen oder mit anderen Visionen und Hallucinationen.

Der Gang wird unsicher, schwankend, taumelnd, die Gebärden die eines Betrunkenen; außer Risus sardonicus und allerlei automatischen Bewegungen, wie der des Tanzens, Schwimmens, Fliegens, Springens, treten Krämpfe selten auf.

Brechneigung, unwillkürliche Stuhlentleerung infolge von Lähmung der Sphincteren, ebenso Harnentleerung, jedoch nur bei sehr hochgradiger Vergiftung.

Unter stets steigenden Respirations- und Circulationshemmungen folgen nun zuerst Ohnmachten, Lähmungserscheinungen und zuletzt Verlust des Bewußtseins mit tiefer Schlafsucht. Zuweilen wechselt die letztere mit Delirien ab, zuweilen setzen beide einige Stunden, mit mehr oder weniger deutlichen Remissionen und Intermissionen des Vergiftungsprocesses, aus. Der Puls wird zuerst herabgesetzt, um sich dann zu erhöhen.

Je größer die Dosis ist, desto geringer und weniger andauernd ist die Verlangsamung und um so schneller steigt die Frequenz.

Genesung erfolgt nicht so schnell wie nach Opiumnarkose. Die Intoxikation kann zuweilen ein bis drei Tage andauern. Tödlicher Ausgang ist nicht sehr gewöhnlich. Solcher tritt nach fünf bis sechsundzwanzig Stunden unter comatösen Erscheinungen ein. Pupillenerweiterung, Schwindel, Kopfweh, Doppelsehen, selbst Sehschwäche können während der Genesung noch während Tagen, ja Wochen anhalten.«

Berichte aus Mesopotamien wollen behaupten, daß unter den Leuten von Gherra am Euphrat mit Waffen gekämpft worden sei, die mit Tollkirsche vergiftet wurden. Es wird bei Getroffenen von knirschenden Zähnen, verdrehten Augen, Schaum in den Mundwinkeln, Brüllen und leerem Schwatzen berichtet.

Also auch im Fall der Tollkirsche hat es die Forschung erreicht, aus einem Erregungszustände erzeugenden schweren Gift ein Medikament zur Verfügung zu stellen, auf das die Medizin nicht mehr verzichten kann.

Bisher haben wir uns nur mit pflanzlichen Giften befaßt. Vor allem bevor in neuerer Zeit synthetische Mittel erzeugt wurden, spielten Schlangengifte in der Medizin eine wichtige Rolle: im Fall von Blutstillung bei Operationen oder zur Ausschaltung erkrankter Nerven, beispielsweise bei Kinderlähmung.

Schlangengift rettet Menschenleben

Sinnbild ewigen Lebens

Der in Mesopotamien entstandene Mythos von Gilgamesch erzählt, wie dieser legendäre König von Uruk versucht hatte, seinen von den Göttern zum Tod verurteilten Freund Enkidu zu retten. Mit einem Stein beschwert, tauchte der König auf den Meeresgrund, fand dort eine Alge, die er hochbrachte. Er legte sie ans Ufer. Die erzürnten Götter, die den Tod Enkidus beschlossen hatten, sandten eine Hitzewelle ins Land, und Gilgamesch stieg erneut ins Wasser, jetzt um sich abzukühlen. Währenddessen tauchte eine Schlange auf und verzehrte die Algen, mit denen der König seinen Freund hätte retten können. Er sah, wie die Schlange sich enthäutete und dann mit einer neuen Haut davonglitt. Sie hatte das Kraut, das ewiges Leben vergibt, usurpiert und erfreut sich seither ewiger Jugend.

Ich habe in Äthiopien einen Dokumentarfilm über die dortigen Giftschlangen gedreht und während dreier Monate mit Schlangenfängern zusammengelebt, die ihren Beruf schon seit Jahren ausgeübt hatten. Die Schlangen sind äußerst vorsichtige Wesen und scheinen gar nicht darauf erpicht, ein Lebewesen mit ihrem Gift zu töten, das sie nicht verspeisen oder das sie nicht bedroht hat. Dies kann als Grundregel gelten. Wenn einer am Aufheben erhitzter Felsbrocken in der Halbwüste Freude hat, muß er sich nicht wundern, wenn ihn eine darunter dösende Viper womöglich ins Jenseits befördert. Wir haben afrikanische Kobras, die gern auf Bäume hinauffliehen, nur fangen können, indem wir den betreffenden Baum fällten und ringsherum Fangnetze errichteten. Wenn eine solche Schlange dann ihr Rückgrat im Sturz bricht, darf man sich nicht wundern. Wir können auch vor dem Loch, das eine Kobra gegraben hat, stundenlang warten, nachdem wir um dieses herum eine Schlinge gelegt haben, in der wir das Tier fangen möchten. Es wird dann und wann die Schnauze ein wenig über den Rand der Erde heben und wieder verschwinden. Nicht von ungefähr stürzen sich Schlangenfänger auf die fliehenden Tiere, ziehen sie am Schwanz rückwärts und packen sie hinter dem Kopf. Sie stecken sie in einen Sack, in dem sie sich ruhig verhalten. Die Schlangenfänger behaupten, sie würden nicht zubeißen, wenn sie einmal im Dunkeln lägen und wenn man ihnen weitere Kolleginnen beigesellte.

Am gefährlichsten sind jene Giftschlangen, die in menschliche Behausungen kriechen, um sich nach Mäusen und Ratten umzusehen. Ich hatte einmal im Schlaf auf einem Anghareb (dem im Orient verbreiteten Schnürbett, das sehr niedrig ist) eine Hand auf den Lehmboden aufgestützt. Immer noch im Schlaf hatte ich etwas mit dieser Hand gepackt, das zwischen meinen Fingern hindurchzukriechen suchte, schön der Wand meiner Grashütte entlang. Ich erwachte, nahm meine Handlampe und leuchtete herum – und sah, wie eine fast zwei Meter lange, armdicke Puffotter zwischen den Grasbündeln der Hütte das Weite suchte. Zum Glück schien sie mehr erschrocken zu sein als ich. Vier Fünftel aller Todesfälle in Afrika sollen auf den Biß dieser sehr langsamen Schlange zurückzuführen sein. Man tritt zu leicht auf sie. Trotzdem wird sie anstelle von Katzen in Afrika vielerorts als Haustier gehalten – deren Gift so verheerend wirkt wie das der Kobras.

Es gibt zahlreiche Bücher über die Verhaltensweise von Giftschlangen. Im Rahmen dieses Buches werde ich mich auf das Schlangengift und auf seine Verwertung zur Rettung von Menschenleben beschränken.

Evangelium und Schlange

Man schlage nach im Evangelium Markus, XVI, 17, und man wird dort lesen, daß jene, die an Christus glauben, Wunder erleben sollen. Sie würden Schlangen ergreifen und ihre Hände auf die Kranken auflegen und sie heilen.

Ich fand auf meinen Reisen, vor allem in China und Japan, daß Schlangen eine sehr gesuchte Medizin sind. Man kauft sie – in Japan auf dem Markt zu Tausenden – lebend, konserviert sie dann in mit Öl gefüllten Flaschen und verwendet dieses Öl zu Einreibungen. Schamanen in China verkaufen Schlangen auch getrocknet oder sogar pulverisiert. Sie gehören in den Medizinkasten manches Wandermediziners. Bei uns haben Kosmetiker herausgefunden, daß die Fähigkeit der Schlangen, ihre Haut zu erneuern, auf Substanzen zurückgeht, die sich in den tieferen Hautschichten befinden, vor allem auf bestimmte Hormone. Diese wurden extrahiert und Hautkrems beigefügt. Meist verwendete man aber als Rohstoff nicht Schlangen, sondern Echsen und Schildkröten.

Wirkung von Schlangengiften

Bei Schlangenbissen entsteht im Gebissenen eine Allgemeinvergiftung durch eiweißartige Giftstoffe. Das Kobragift soll etwa ein Dutzend solcher Giftkomponenten enthalten. Dazu gehört ein Hämolysin, ein Stoff, der den Austritt von Blutfarbstoff aus den roten Blutkörperchen verursacht; ein Hämorrhagin, also eine Substanz, die innere Blutungen hervorruft; und vor allem ein Neurotoxin, das auf die Nerven lähmend wirkt. Die Lähmung der für die Atmung verantwortlichen Nerven ist bei allen Schlangengiften für den Tod verantwortlich. Künstliche Beatmung und Belebung der Herztätigkeit sind auf jeden Fall – wenn möglich – zusätzliche Notmaßnahmen nach einem Schlangenbiß (wie übrigens auch bei Vergiftung durch Curare).

Das Hämolysin wird in allen Schlangengiften gefunden; das Hämorrhagin bei den Ottern (Vipern); das Neurotoxin vor allem bei den Nattern (Kobras).

Sicher ist jedenfalls, daß Schlangengifte keine fermentartig wirkende Substanzen sind. Trotzdem können Schlangengifte einen Teil ihrer Wirksamkeit beibehalten, wenn sie auf Temperaturen erhitzt werden, bei denen Fermente unwirksam werden. Auch steht die Wirkung der Schlangengifte in einem direkten Verhältnis zur (experimentell) verwendeten Giftmenge.

Pharmakologisch gliedern sich die Giftwirkungen der Schlangengifte in lokale und allgemeine (resorptive) Symptome.

Der Biß von Vipern wirkt sich lokal stärker aus als der der Kobras. Die ersteren Gifte erzeugen starke lokale Schmerzen um die Bißwunde herum; die der Kobras führen eher zu Allgemeinreaktionen ohne große Schmerzen.
Die resorptiven Wirkungen ähneln jenen, die Curare hervorruft. Sie greifen die Nervenendplatten an und das zentrale Nervensystem, um erst später Herz, Gefäße und Blut zu erreichen. Die curarinähnliche Wirkung führt, zusammen mit der direkten Einwirkung auf die Nerven des Atmungssystems, bei Warmblütlern zum Erstickungstod.
Die Wirkung der Schlangengifte auf das Blut wird in zwei Gruppen unterteilt: in Gifte, die das Blut verdünnen (koagulationshemmend), und solche, die es verdicken (koagulationsfördernd). Experimente haben ergeben, daß die Injektion großer Mengen von Kobragift zum Tod durch Blutgerinnung in den Adern führt, während die Injektion kleiner Mengen die Blutgerinnung vollständig aufhebt. Eine zusätzliche Injektion von Kobragift kann im Versuchstier keine erneute Gerinnung des Blutes erzeugen. Man nennt diesen Vorgang »positive und negative Phase der Blutgerinnung«.
Es wurden viele Untersuchungen durchgeführt, die die Eigenschaften von Schlangengiften für therapeutische Zwecke einzusetzen versuchten. Je nachdem, ob man das Blut eines Menschen verdünnen oder eindicken wollte, wurden die entsprechenden Substanzen in den Giften eingesetzt. Und für die Behandlung von Kinderlähmung (Poliomyelitis) wurden bei kranken Nervensträngen Neurotoxine aus Schlangengift eingesetzt, um sie abzutöten. Die Anwendung dieser gefährlichen Gifte führte jedoch zu gelegentlichen Unfällen. Man zog es in der Folge vor, für die genannten Zwecke synthetische Präparate zu verwenden, die vor allem eine sichere Dosierung erlauben. Der Weg zu solchen Präparaten führte immerhin teilweise über die Vorbilder der Natur, die Schlangen. Und damit hat das Evangelium Markus nicht ganz unrecht behalten.

Gift gegen Gift

Überall in der Welt, wo Giftschlangen Menschenleben bedrohten, hatten Angehörige »wilder« Stämme herausgefunden, daß einer mehr oder weniger immun gegen Schlangen wird, wenn er ihr Gift in kleinen, langsam gesteigerten Mengen in seine Blutbahn bringt. Die Immunisierung ist keine Erfindung unserer Zeit.
Im Altertum wurden sogar Leute von Stämmen, die gegen Schlangengift immun waren (zum Beispiel Bewohner der Inseln in der Syrte Tunesiens), auf Heereszügen in Halbwüsten mitgenommen. Sie mußten, wenn ein Soldat von einer Giftschlange gebissen wurde, das Blut aus der Bißwunde saugen. Man hatte sicher herausgefunden, daß in den Subtropen nicht jeder der tapferen Streiter einen intakten Darmtrakt hatte – angesichts der vielen Darmkrankheiten. Die Hitze der Wüsten läßt im übrigen die Lippen aufspringen, so daß jemand, der mit solchen Lippen Schlangengift aussaugte, dies direkt in seine Blutbahn lenkte und daran sterben konnte. Wer Expeditionen in Schlangengegenden durchführt, tut sicher gut daran, einige der Saugnäpfe mitzuführen, mit denen man Blut abzapft. Er umgeht so die Gefahr, neue vergiftete Körperstellen über das Blut der Lippen zu schaffen.
Die Giftschlangen haben in ihrem Körper nicht nur die Gifte, sondern auch deren Gegengifte, damit sie nicht, aus Versehen, sich selber umbringen. Schlangenfänger bringen Giftschlangen

aus der Familie der Kobras nicht mit Vipern zusammen. Die einen können die anderen durch einen Biß töten.

Injiziert man einem Pferd ein Schlangengift, so bilden sich in dessen Blut Antikörper, die das Gift neutralisieren können. Das Serum wird dann abgezapft und geht in Ampullen in die weite Welt. Früher brauchte man zwei Seren, wollte man sichergehen: eines gegen Vipern und eines gegen Kobras. Später gelang es, die zwei Sera zu kombinieren, so daß man nicht erst feststellen muß, ob man von einer Viper oder Kobra gebissen worden ist. Geübte Leute können übrigens aus den Einschlägen der Schlangenzähne in ihre Haut die Schlangenart feststellen. Die gewöhnliche Viper zeigt zwei Reihen feiner Punkte; die Viper von Montpellier hinten zwei größere Einschläge; die Kobra als Fortsetzung der feinen Zahneinschläge zwei tiefere vorn und die Puffotter zwei tiefe Einschläge vorn, etwas seitwärts des Verlaufs der Einschläge ihrer kleineren Zähne.

Die Giftmenge variiert nach der Art. Bei einigen Meeresschlangen erreicht der Inhalt der Giftdrüsen selten mehr als 10 Milligramm. Bei der Viper von Gabun in Westafrika kann diese Menge 500 bis 1000 Milligramm erreichen. Bei der Kobra beträgt sie fast ebensoviel. Diese Mengen sind immer als Trockenmasse verstanden.

Die physiologische Giftwirkung hängt natürlich sehr davon ab, an welcher Körperstelle die Giftzähne eingeschlagen haben. Wer Pech hat, erlebt einen Biß direkt in eine Vene, der zehnmal rascher wirkt. Es war sehr wichtig, ein »Giftmaß« festzulegen, wollte man zum Beispiel Sera erzeugen. Die Gifteinheit drückt sich am tödlich wirkenden Gewicht eines Schlangengiftes aus, das einer Maus oder einer Taube injiziert worden ist. Als Beispiel mag das Gift

Die Giftschlange wird gereizt und schlägt ihre Giftzähne durch die Pergamenthaut des Napfes, in den das Gift hineinträufelt. Das Gift wird auf Glasplättchen im Schatten getrocknet. Die Gasmaske schützt vor den Ausdünstungen, die zur Erblindung führen können.

einer Lanzenschlange dienen, von dem vier Tausendstel eines Milligramms genügen, um den Tod einer Taube herbeizuführen.

Untersuchungen an Indern, die von Kobras gebissen worden waren, hatten gezeigt, daß etwa ein Viertel aller Gebissenen dem Tod geweiht war. Sie starben innerhalb etwa zweier Stunden. Die übrigen Gebissenen starben erst nach zwei bis 24 Stunden und hätten durch Sera gerettet werden können.

Schlangen werden gemolken

Schlangengifte wurden zu Medikamenten und retteten schon Hunderttausende von Menschenleben. Gegen die schon erwähnten pflanzlichen Gifte gibt es kaum Gegenmittel. Gilgamesch hat für seine Freunde aus späteren Millennien doch noch einen Vorteil aus der Giftschlange herausgeholt: eben das Serum.

Damit überall in den durch Giftschlangen gefährdeten Gebieten Sera vorrätig sind, werden Giftschlangen in Instituten auf ihr Gift hin gezüchtet und gemolken. Es gibt verschiedene Methoden – etwa die Veranlassung zum Biß in einen Schwamm, der das Gift auffängt –, um den Schlangen ihr Gift zu entlocken. Ich kann hier aus eigener Erfahrung über eine dieser Methoden berichten.

Sie betrifft Eritrea, die nördlichste äthio-

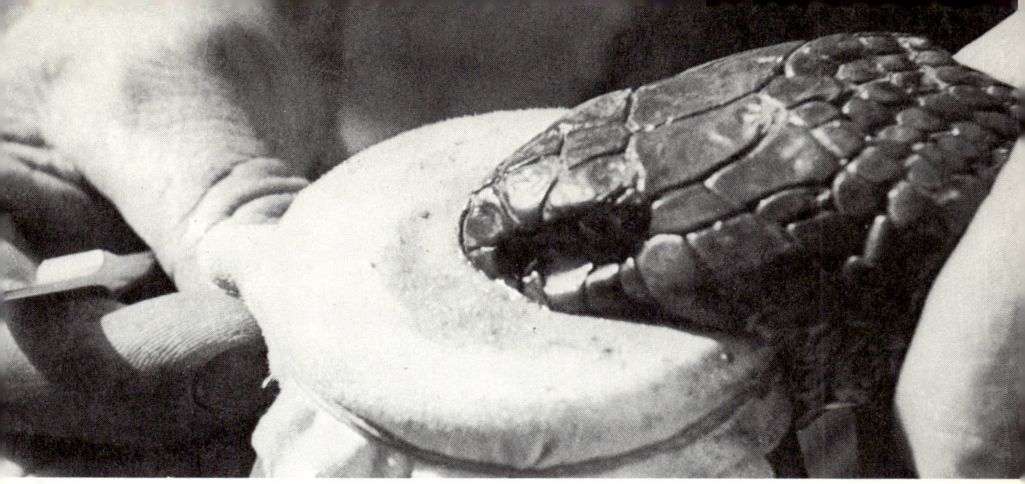

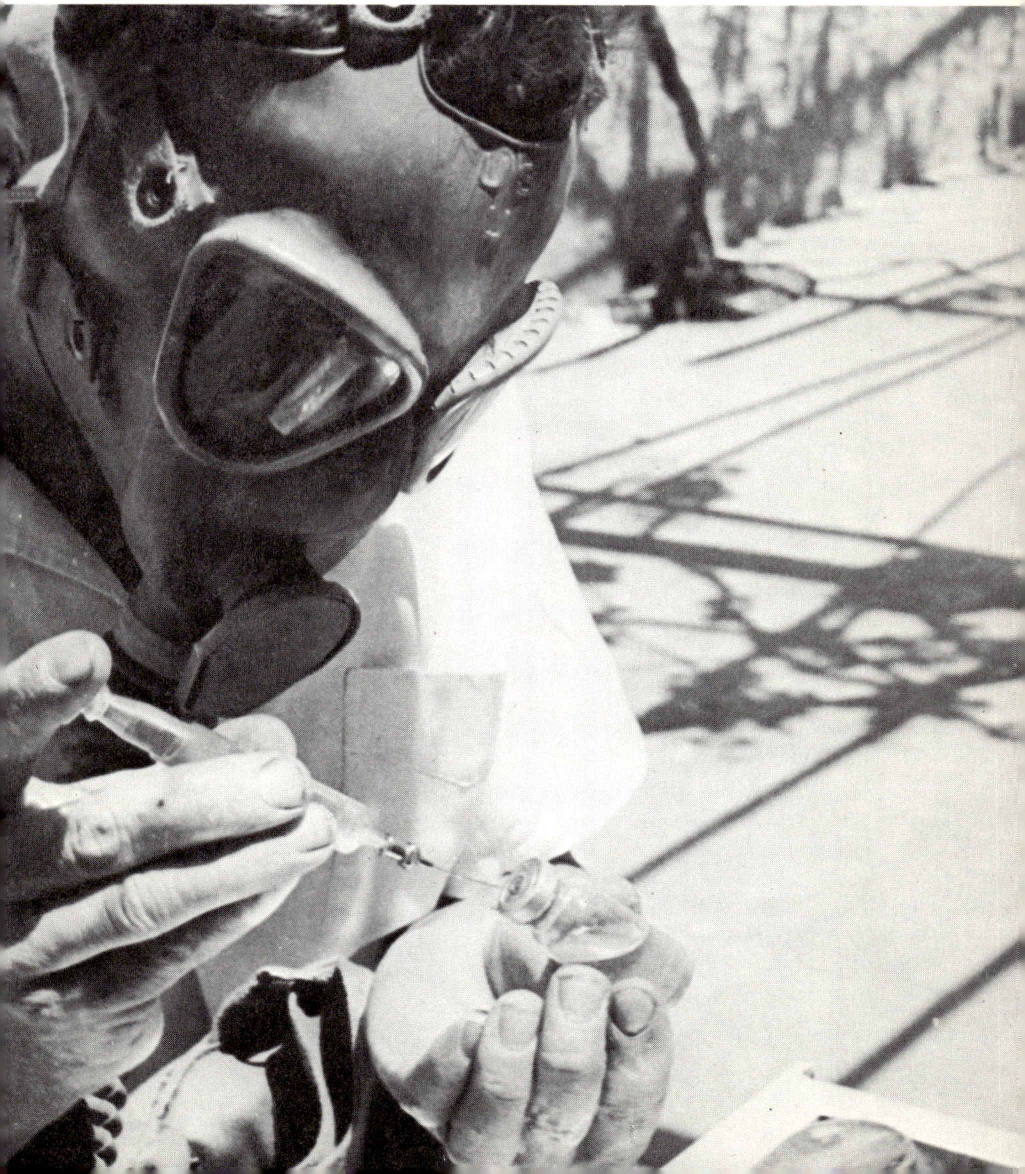

pische Provinz, die aus Hochgebirge, Hochplateau und teils wüstenhaftem Tiefland besteht. In Eritrea finden sich Kobras *(Naja haie)*, Puffottern *(Bitis arietans)*, Vipern einschließlich der Speiviper *(Vipera sputans)*. Die letztere kann ihr Gift auf über einen Meter Distanz gezielt »abschießen«. Sie sucht die Augen des Gegners zu treffen, die erblinden. Einige Italiener, die aus der italienischen Kolonialzeit zurückgeblieben waren, hatten sich seit Jahren auf den Schlangenfang eingestellt und konzentriertes Kobra- und Viperngift vor allem nach Deutschland geliefert. Dort wird es chemisch gereinigt und zur Herstellung von Sera verwendet. Abgesehen vom relativ hohen Preis, der für diese Gifte bezahlt wird, kann mancher der Schlangenfänger gut ausgewachsene »Prachtexemplare« etwa von afrikanischen Kobras für über 1000 DM an Zoos verkaufen.

Die italienischen Schlangenfänger spannten ein Stück Gaze oder Pergament über Kaffeenäpfe, wie sie die Mohammedaner benützen, indem sie ein Gummiband überzogen. Dann holten sie mit einer Stange, an der sie einen schmalen Lederriemen befestigt hatten, der eine Schlinge bildete, eine Schlange aus der Grube. Sie zogen die Schleife über ihren Kopf und zogen an der Verlängerung des Riemens, so daß der Kopf auf der Latte festlag. Dann holten sie das Tier hoch und packten es hart hinter dem Kopf. Mit einem Taschenmesser öffneten sie den Rachen, bis die Giftzähne freilagen. Jetzt führten sie den Rand des Napfes unter diese Zähne, worauf die Schlangen meist zuschlugen. Das Gift floß dann durch die Hohlzähne beziehungsweise die Rinnen, die längs der Giftzähne verlaufen, in den Napf.

Das Gift wird in flachen Glasschalen im Schatten zum Trocknen gebracht. In frischem Zustand gleicht es einem weißlichen bis zederngelben Sirup und ist undurchsichtig wie Opal. Das Kobragift, das in Lamellen ausscheidet, verdunstet zu einem Teil. Gelangt dieser Dunst in die Augen, so kann er zur Erblindung führen. Die Schlangenmelker verwenden schon seit einiger Zeit Gasmasken, wenn sie mit Schlangengiften zu tun haben. Das Gift wird als Pulver oder Plättchen in Glasfläschchen verbracht, die mit Wachs verschlossen werden. Es kann sich jahrelang halten. Das Gift der Kobra ist um so zähflüssiger, je länger die gemolkene Schlange vor diesem Prozeß ohne Nahrung geblieben ist. Dieses Gift trocknet natürlich schneller. Durch Verdunstung geht durchschnittlich ein Viertel des Giftes verloren. Die Giftwirkung wird erst bei etwa 120 Grad Celsius aufgehoben. Viperngift wird schon bei etwa 85 Grad Celsius unwirksam. Zerstören lassen sich diese Schlangengifte vor allem durch Kaliumpermanganat, durch Goldchlorid, durch Kalziumhypochlorid, Chromsäure und Brom. Eine Kobra gibt auf einmal etwa ein Gramm Gift – kristallisiert gewogen – ab. Es würde genügen, um ein Dutzend Menschen umzubringen.

Die Sera, die aufgrund solchen Giftes erzeugt werden, werden unter die Haut am Oberschenkel eingespritzt, nur in dringenden Fällen in die Vene. Die Bißwunde wird vorher mit Kaliumpermanganat gewaschen. Die übliche Dosis ist etwa 10 Kubikzentimeter. Sie kann in dringenden Fällen auf das Dreifache erhöht werden.

Alkohol hat sich nicht als wirksam erwiesen, wenn dem Gift entgegengewirkt werden soll. Die Bißstelle wird in Richtung Herz abgebunden. Die Binde muß mindestens jede halbe Stunde verlagert werden, damit das betroffene Glied nicht abstirbt.

Bei Kobrabiß schmerzt die Bißstelle

kaum. Dafür empfindet man ein Schweregefühl in den Gliedern. Der Puls ist kaum mehr fühlbar. Die Zunge wird schwer. Der Gebissene kann nicht mehr reden. Oft tritt Schaum vor den Mund. Die Gefahr eines Komas droht. Injektionen von Serum werden fortgesetzt. Es wird viel Tee verabreicht, um die Ausscheidung des Giftes durch die Nieren zu beschleunigen. Herzmittel schützen das Herz vor einem Kollaps. Wenn sich der Kranke erholt, wird er die Folgen noch während einer Woche spüren und womöglich für sein ganzes Leben einseitig mehr oder weniger stark gelähmt bleiben.

Nach der Historie ließ sich Kleopatra in selbstmörderischer Absicht durch eine Aspisschlange beißen (also eine Viper). Es wird behauptet, sie hätte, einseitig gelähmt, weitergelebt, und man schließt daraus, daß sie sich durch eine Kobra hatte beißen lassen. Wenn sie in diesem Fall den Biß überstanden hatte, mußte sie allerdings schon immunisiert gewesen sein.

Noch bleibt das Gebiet der Schlangengifte teilweise ein Geheimnis. Es gibt der Wissenschaft noch viele Forschungsaufgaben. Vielleicht wird aus dem oder jenem Ergebnis der Weg frei für weitere, teilweise synthetische Medikamente, die Menschen retten.

Noch weniger sind die Gifte bekannt, die gewisse Kröten und Frösche zum Schutz gegen ihre Feinde verspritzen können.

Von Kröten und Christrosen

Auch Kröten produzieren Gifte, die sie in ihren Hautdrüsen ausscheiden, besonders in zwei großen, hinter den Ohren liegenden Drüsen. Die Krötengifte besitzen ähnliche Wirkungen wie die pflanzlichen herzwirksamen Glykoside und wurden, besonders in der chinesischen Medizin, seit langer Zeit auch als Heilmittel verwendet und werden dort auch heute noch geschätzt. Die Krötengifte wurden chemisch besonders von H. Wieland und seiner Schule in München untersucht. Es zeigte sich, daß sie ähnlich gebaut sind wie die pflanzlichen digitalisartigen Stoffe, sie enthalten jedoch keinen Zucker, sind also keine Glykoside. Entweder handelt es sich um freie Genine (Bufadienolide, Bufagine gleich Bufogenine) oder Verbindungen von solchen mit stickstoffhaltigen Säuren (besonders Suberylarginin). Die letzteren werden als Bufotoxine bezeichnet, obwohl sie meist weniger giftig sind als die freien Bufogenine. Später sind die Krötengifte, besonders von K. Meyer und T. Reichstein und ihren Mitarbeitern, in Basel untersucht worden, die erstmals den genauen chemischen Bau dieser Stoffe klären konnten.

Jede Krötenart enthält meist eine ganze Anzahl verschiedener, aber nahe miteinander verwandter Stoffe, die sich teilweise in ihrer Wirkungsstärke sehr stark voneinander unterscheiden. Dabei zeigt es sich auch, daß ein aus der europäischen Erdkröte isolierter Stoff, das Bufotalidin, mit dem aus der weißen Christrose *(Helleborus niger)* früher gewonnenen Hellebrigenin identisch ist. Hellebrigenin ist der zuckerfreie Anteil des Hellebrins, des Hauptglykosids der Christrose, die auch als Zierpflanze in Gärten kultiviert wird und die schon um die Weihnachtszeit ihre fünfzipfeligen weißen Kelchblätter entfaltet. Die genannten Forscher hatten zahlreiche Krötenarten aus Europa, Asien und Amerika untersucht. Sie waren aber auch daran interessiert, das Gift der in Nordafrika lebenden Kröte *(Bufo regularis)* zu analysieren.

Ich befand mich in Eritrea und hatte eben eingesammeltes Pflanzenmaterial der Acokanthera, die am Osthang des Landes gedeiht, an Tadeus Reichstein abgesandt. Kurz darauf erreichte mich ein Brief, in dem er mir den Auftrag erteilte, Krötengift von *Bufo regularis* zu sammeln. Ich hatte bei dem italienischen Tierfänger Arturo Piscetta in Keren am Westhang des eritreischen Hochlandes solche Kröten gesehen. Sie wogen bis über ein Pfund. Diese Amphibien sollte ich also fangen. Reichstein warnte mich gleichzeitig vor diesen »Hupferln«. Nicht mit den Händen berühren. Sie enthalten in den Ohrbezirken und in der Rückenhaut Giftdrüsen und spritzen deren Inhalt im Sinn eines Abschreckungsmittels aus. Ich ließ daher aus Palmfaserschnüren geflochtene Fangnetze herstellen, die nur in der Form an Schmetterlingsnetze erinnerten. Ich fragte Piscietta, wo ich solche Kröten in genügender Menge finden könne. »Sie können sie im westlichen Tiefland ausgraben. Sind es wenige Exemplare, so werden sie den jetzt noch steinharten Boden aufbrechen und sie in einigen Tagesarbeiten ausgraben. Sie befinden sich noch im Winterschlaf.« Ich sagte ihm nicht, daß ich Hunderte dieser Amphibien benötigte.

»Wenn Sie sich die Arbeit leichtmachen wollen, warten Sie bis zum Beginn der Regenzeit«, fügte er bei. Ich kehrte nach Asmara ins Hochland zurück und begab mich zu einem italienischen Professor, mit dem ich befreundet war. Dino Gabriel rief den meteorologischen Dienst des Flugplatzes an und erfuhr, daß Anzeichen dafür sprächen, daß die Regenzeit früher als gewöhnlich eintreten werde – also vor Junibeginn.

Es war aber erst Mai. Die sogenannte kleine Regenzeit, die nur den Ostrand des eritreischen Hochlandes befruchtet und die als Steigungsregen vom Roten Meer verursacht wird, war »froschtechnisch« ohne Bedeutung. Denn diese Tiere leben zu Millionen – hauptsächlich im Tiefland, das geographisch zum mittleren und südlichen Sudan gehört.

Ich entschloß mich, das Küstentiefland am südlichen Roten Meer aufzusuchen, um die Regenzeit im westlichen Tiefland abzuwarten. Ich besuchte die Schmugglernomaden, Haifischfänger, Perlentaucher und Dankali-Stämme in der ostafrikanischen Depression. Die Zeit verging rasch; und nach einigen Wochen fuhr ich wieder hinauf auf das 2500 Meter hohe Plateau und dann hinunter auf etwa 500 Meter ins Gebiet von Tessenei im Grenzland des Sudan. Die schwarze Steppenerde hatte sich im prasselnden Regen rasch in einen Brei verwandelt. Dieser Brei wurde in wenigen Tagen recht lebendig. Millionen von Riesenkröten waren in ihren Schlaflöchern angenehm aufgeweckt worden. Sie waren noch recht benommen, so daß ich sie leicht einfangen konnte. Ein Beni Amer, Sohn eines Nomadenhäuptlings, half mir dabei.

Das Basler Institut hatte mir genaue Anleitungen gesandt, wie das Krötengift an Ort und Stelle eingesammelt werden mußte. Der Versand lebender Tiere war zu riskant. Ich hatte Holzkästen anfertigen lassen, auf die Glasplatten aufgelegt werden konnten. Die Kröten wurden in diese Kästen gebracht. Durch seitlich angebrachte Schlitze konnten wir sie durch Holzstäbe reizen, worauf sie das Gift aus ihren Drüsen im Rücken hochspritzten. Die Glasplatten wurden zuvor auf der Unterseite mit Vaseline hauchdünn bestrichen (man kann auch Silikone verwenden). Das hochgespritzte Krötengift blieb am Glas kleben und bildete einen Film, den ich, nachdem er getrocknet war, wie eine Folie ablösen konnte. Jede der Kröten spritzte bis über 0,2 Gramm Sekret (Trockengewicht). Daraus kann etwa für ein Zehntel des Gewichtes vorgereinigtes neutrales Giftextrakt gewonnen werden. Angesichts der geringen Giftmenge je Kröte sah ich eine lange Arbeit voraus und überließ sie meinem italienischen Freund und Tierfänger Trevisiol, der sich während weiterer Wochen mit dem Krötenfang abgab.

Trotz langwieriger Laborarbeit steht die Frage scheinbar noch offen, ob die Krötengifte in der Kröte als Bufotoxine enthalten sind, ob letztere bei der Gewinnung fermentativ gespalten werden.

In der Wirksamkeit ist das Krötengift jedenfalls dem Strophanthin ähnlich. Das aus dem Glykosid Hellebrin abgespaltene Genin erwies sich als noch giftiger. Hellebrin ist klinisch nur unter strenger Überwachung anzuwenden. Bei Herzinsuffizienz beträgt die Dosierung 0,2 bis 0,3 Milligramm. Der Stoff reichert sich bei wiederholten Gaben im Körper ähnlich an wie das Digitoxin (er kumuliert), was bei ungenügender Kontrolle zu Vergiftungsunfällen führt.

Beim Studium der chemischen und der pharmakologischen Berichte über Krötengifte wird uns wieder einmal bewußt, wie wichtig es ist, daß möglichst viele Arten, eventuell auch Unterarten, einer Pflanze oder eines Tiers untersucht werden. Eine unter vielen – die bisher noch nicht untersucht worden ist – mag zu neuen, möglicherweise entscheidenden Erkenntnissen führen. Und damit vielleicht sogar zu einem neuen Medikament, das Menschenleben rettet.

Wie die Schlangen haben auch die Frösche und Kröten ihren Platz in der Mythologie gefunden.

Nach Auffassung einiger Stämme im Norden Ugandas und im südlichen Sudan ist der Frosch Überbringer einer Liebesbotschaft. Da gab es einen Königssohn, der kein irdisches Weib heiraten wollte, sondern die Tochter, die aus der Vereinigung von Sonne und Mond hervorging. Antilope, Geier und Falke hatten sich geweigert, den Wunsch des Prinzen an das himmlische Elternpaar zu überbringen. Angesichts dieser Notlage meldete sich der Frosch als Botschafter der Liebe. Es wurde ihm allerdings (echt afrikanisch) gedroht, daß er verprügelt würde, wenn er etwa unverrichteterdinge zurückkehre. Sonne und Mond hatten die Gewohnheit, Wasserträgerinnen zur Erde zu schicken, die ihnen das fehlende Naß holten. Sie benützten als »Leiter« Gewebe, die Spinnen zwischen der Erde und den Himmelskörpern gesponnen haben. Der Frosch hüpfte unbemerkt in einen der himmlichen Tonkrüge und ließ sich zum Sonnen-Mond-Elternpaar hinauftragen. Ob er nach seiner Rückkehr einige fette Fliegen als Entlohnung erhalten hat, ist nicht bekannt. Auch das wäre afrikanisch. Denn falls er Erfolg gehabt hat, ist es selbstverständlich, daß er seinen Lohn erhielt. Im Schwarzen Afrika gibt man, wenn man nimmt, oder nimmt, wenn man gibt. Oder man raubt, wenn dieser Zyklus nicht funktionieren sollte.

Übrigens hat das Chamäleon, das den Auftrag vom Schöpfer erhalten hatte, den Menschen die Nachricht von ihrer Unsterblichkeit zu überbringen, versagt. Es hielt sich – als recht langsames Wesen – zu lange auf und verlor zuviel Zeit mit der Umwandlung seiner Körperfarbe (als Schutz), bis es den Auftrag vergaß. Mittlerweile schien der Schöpfer seine Absicht geändert zu haben. Seither stirbt eben der Mensch. Dafür rächen sich heute viele Afrikaner am armen Chamäleon – etwa, indem sie ihm Schnupftabak in den Rachen blasen, worauf es zugrunde geht.

Pfeilgiftfrosch aus Kolumbien

Vor etwa zehn Jahren glaubten die Wissenschaftler, daß das giftigste Lebewesen der Erde der japanische Ballonfisch sei. Dann untersuchte man einen kleinen Frosch, der so winzig ist, daß er in einem Teelöffel gut Platz hat. Indianer in Kolumbien verstehen es, solche Frösche zu finden, indem sie ihren Ruf nachahmen, den diese beantworten. Ohne sie zu berühren, werden sie auf Stäben befestigt und kurze Zeit über ein Lagerfeuer gehalten. Hitze – oder Kälte oder auch Angst – veranlassen die schwarzen Frösche mit ihren irisierenden gelben Rückenstreifen, ein Gift aus ihrer Rückenhaut abzusondern, das zehnmal so stark wirkt wie jenes des japanischen Ballonfisches. Die Indianer streichen ihre Blasrohrpfeile, die am Vorderende spiralige Vertiefungen aufweisen, über den Rücken dieser transpirierenden Fröschlein. Das Gift sickert in die Spiralen und trocknet ein. Ein einziges dieser winzigen Amphibien genügt, um fünfzig dieser Pfeile zu vergiften. Getrocknet behält dies Gift seine Eigenschaften über 15 Jahre lang.

Dieses Giftwunder benutzt sein Gift als Selbstschutz und muß wohl sehr darauf bedacht sein zu überleben. Seine phosphoreszierenden Rückenstreifen sind für Beutetiere Warnung genug. Der Frosch aus dem Chocó-Gebiet Kolumbiens hat die Bezeichnung *Phyllobates aurotaenia* erhalten. Die Chocó-Indianer nennen ihn Kokoà. In Zentralamerika (Panama und Nicaragua) lebt ein fast so giftiger Verwandter, der »Panama-Frosch« *(Dendrobates tinctorius)*, von dem einige Unterarten auf Bäume klettern. Dendrobates-Frösche gibt es in allen Regenbogenfarben. Die Wissenschaftler haben festgestellt, daß diese Froschart einen anderen Weltrekord aufgestellt hat: den der Vielfalt in der Färbung. Diese »Schreckfarben« wirken auf farbenblinde Raubtiere nicht – die daher leichter Opfer des Froschgiftes werden, weil sie die schillernde Warnung übersehen. Tages-Raubvögel dagegen hüten sich, ihr Menü durch solch giftige Kost für immer zu beenden. Was den gelb gestreiften, schwarzen kolumbianischen Giftfrosch anbelangt, so wurde das Gift dieses Tieres hauptsächlich von B. Witkop und seinen Mitarbeitern in den »National Institutes of Health«, Bethesda, Maryland (USA), untersucht. Sie zeigten, daß es (wenn man von wenigen Bakterientoxinen und dem pflanzlichen Ricin absieht, die alle zu den hochmolekularen Proteinen gehören) den allergiftigsten der heute bekannten »niedermolekularen« Stoffe enthält, das Batrachotoxin.

Man hofft, ein so potentes Gift letzten Endes auch für medizinische Zwecke einsetzen zu können. Der Weg vom sicheren Tod zum sicheren Leben führt meist in diesen Fällen im Zickzack weiter. Und oft verliert er sich im Nichts, um womöglich wieder aufzutauchen.

Für die Durchführung dieser Untersuchung war die Beschaffung der nötigen Frösche das größte Problem. Sie leben in einer schwer zugänglichen Gegend, dessen feuchtheißes Klima Europäern wenig zuträglich ist. Die Tiere sind relativ selten, schwer zu finden und konnten nur unter Mithilfe ortskundiger Eingeborener gefangen werden.

Die »National Institutes of Health« hatten die US-Wissenschaftlerin M. Latham nach Kolumbien geschickt, um Giftfrösche zu besorgen. Sie kam dabei zuerst einmal beinahe um, weil sie sich mit einer Schere, mit der sie die Rükkenhaut eines solchen Frosches aufgetrennt hatte, verletzte. Sie kriegte Schluckbeschwerden, schnappte nach Luft, legte sich hin, kämpfte zwei Stunden lang ums Überleben, um sich dann zu erholen. Sie wurde jetzt vorsichtiger. Sie sandte fünfzig Frösche nach USA. Davon lebten bei Ankunft noch sieben –

und sechs starben, kurz bevor man sie untersuchen wollte. Von einem konnte man in letzter Minute ein wenig Gift entnehmen. Das Gift der übrigen – schon kurz nach dem Tod – wurde durch Enzymwirkung rasch zerstört. Auf einer zweiten Expedition nach Kolumbien wurden dann zweieinhalbtausend der Frösche gefangen. Die Forscherin hatte die Apparaturen mit, die ihr ermöglichten, das Froschgift an Ort und Stelle als »Rohgift« zu gewinnen und nach den USA zu verfrachten. Es waren ganze 30 Milligramm kristallisiertes, reines Gift! Es sei genug gewesen, um drei Millionen Mäuse zu vergiften, sagte sie nach dem erfolgreichen Abschluß der Expedition. Mäuse müssen eben immer wieder als »Einheit« hinhalten. Zum Glück gibt es genug. John W. Daly von den »National Institutes of Health« ging dem »bemalten Frosch« in Panama nach. Er schlug als »Gifteinheit« für den Frosch die Giftmenge vor, die eine Maus in neun Minuten tötet.

Der Forscher fand nach langen Untersuchungen heraus, daß zwischen Körperfarbe – von Gelb bis Violett – und Giftigkeit keine Beziehung besteht. Das mag Kunstmaler interessieren, die ihre Farben mit psychologischer und auch physiologischer Wirkungsabsicht einsetzen. *Dendrobates pumilio,* der Panama-Frosch, hat die Ehre, das farblich vielfältigste Wirbeltier der Welt zu sein.

Man muß nicht Alchimist sein, um zumindest zu ahnen, daß diese beiden Zwergamphibien einer Welt, die Wunder in immer ferneren Welträumen sucht, unter den feuchtheißen Blättern tropischer Pflanzen Kolumbiens und Zentralamerikas auch noch einige Geheimnisse zu verraten haben.

Die Liste der gifterzeugenden Tiere kann noch erweitert werden. Da diese Gifte pharmakologisch noch kaum ausgewertet werden, mag in unserem Rahmen ein kleiner Auszug der Liste genügen.

Schnabeltiere, Schwarze Witwen und Spanische Fliegen

Der Reigen giftiger Tiere auf unserer Erde bietet ein in allen Farben und Formen schillerndes Bild. Anhand der Schlangen und Kröten sind wir ein wenig in diesen Bereich eingedrungen. Die übrigen »Giftspritzer« können wir hier nur kurz streifen.

Nur ein einziges Säugetier gehört zu diesen giftigen Lebewesen, das Schnabeltier Australiens *(Ornithorhychnus paradoxus).* Schon ein Paradox, dieses beschnabelte Säugetier! Das männliche Schnabeltier besitzt in beiden Hinterfüßen einen mit einem feinen Kanal versehenen Sporn, der von einer Giftdrüse mit Sekret versorgt wird. Es scheint, daß das Gift über Verletzungen bei Menschen nicht zum Tod geführt hat, wohl aber zu sehr schmerzhaften Reaktionen. Schon gefährlicher ist Australiens Tigerschlange *(Hoplocephalus curtus)* und die großschuppige Diamantschlange *(Hoplocephalus superbus)* und vor allem die Todesotter *(Acanthopis antarcticus)* mit stachlig auslaufendem Schwanz. Das Gift der Tigerschlange hat schon eine 5000mal so starke Wirkung wie das des Schnabeltiers.

Die Familie der Echsen enthält nur ein einziges Mitglied, das giftig ist: die Krusteneidechse, die in Zentralamerika, Mexiko und Südwest-USA lebt. Fünf Milligramm ihres Giftes soll die tödlich wirkende Dosis für den Menschen sein. Nach einer Lähmung des Zentralnervensystems stellt sich eine curarinähnliche Wirkung ein. Das Gift ähnelt dem der Vipern. Echsen und Vipern können sich mit ihren Giften jedoch gegenseitig umbringen.

Im Reich der Fische müssen wir zwischen Giftfischen und »giftigen Fischen« unterscheiden. Erstere besitzen bestimmte Organe (Apparate) zur Erzeugung des Giftes; letztere haben gesundheitsschädliche Wirkungen nach dem Genuß durch den Menschen. Es gibt Fische, die durch ihren Biß vergiften, solche, die mit Giftdrüsen versehene Stacheln besitzen, und Fische, die ein giftiges Hautsekret absondern können. Wer in den warmen Meeren baden geht, sollte sie eigentlich ein wenig studieren.

Die bekannte Muräne verfügt im Gaumen über einen Giftapparat, der aus einer Schleimhauttasche besteht. Eine ein Meter lange Muräne besitzt etwa einen halben Kubikzentimeter Gift, das durch bewegliche Giftzähne ausgeschieden wird. Das Gift scheint bis heute noch nicht untersucht worden zu sein.

Die Stachelflosser haben Giftdrüsen, die mit Giftstacheln in Verbindung stehen. Nackthäuter unter den Knorpelfischen finden sich unter giftigen Fischen am häufigsten. Die Giftwirkung führt zu einer primären Erregung des Zentralnervensystems und anschließend zu Lähmungen. Vergiftungen bei Menschen können durch Kollaps zum Tod führen, nachdem Erstickungsnot, Herzbeklemmung, unregelmäßiger Puls, Delirien und Konvulsionen vorausgegangen sind. Gift von Trachinus wurde experimentell getestet. Es wirkt auf den Herzmuskel direkt lähmend. Die Skelettmuskeln und die motorischen Nerven bleiben durch dies Gift unbeeinflußt. Beim Herz bewirkt es eine Verlangsamung der Schlagfolge bei anfänglich kräftigen Kontraktionen, die nach einiger Zeit ganz aufhören. Das Herz steht in der Diastole still. Der Herzmuskel ist dann mechanisch nur örtlich oder gar nicht mehr erregbar. Atropin oder Koffein ändern am Verlauf der Vergiftung nichts. Das beweist, daß der Herzstillstand nicht auf das nervöse System des Herzens zurückzuführen ist.

Unter den Rundmäulern scheiden die Neunaugen (Fluß- und Meerneunauge) in der Haut ein Gift aus, das zu ruhrartigen, blutigen Diarrhöen führen kann, wenn es in den Darmtrakt gerät. In Lettland, wo das Flußneunauge durch Reusen gefangen wird (ein nationaler Leckerbissen), weiß man die Haut sorgfältig zu entfernen.

Zu choleraartigen Symptomen führt die Vergiftung durch den Rogen der gewöhnlichen Barbe *(Barbus fluvialis)*. Deren Rogen ist während der Laichzeit am giftigsten. Das Gift ist ein Schutz für diesen Rogen – und ein Unheil für jene, die ihn verspeisen. Es gab gelegentlich Massenvergiftungen infolge Verspeisens solchen Rogens in Frankreich und Deutschland.

Unter der Ordnung der Haftkiefer ist der Tetrodon der Japaner verantwortlich für Tausende von Vergiftungsfällen, von denen drei Viertel tödlich verlaufen. Bei diesem Fisch sind Eierstöcke und Leber die giftigsten Organe. Die Wirkung dieses Giftes ist curarinähnlich, indem es die peripheren motorischen Nervenenden lähmt. Das Herz wird durch dieses Gift nicht direkt angegriffen. Es schlägt sogar nach eingetretenem Stillstand der Atmung noch weiter. Der Blutdruck sinkt infolge Lähmung der Gefäßnerven, und der Puls verlangsamt sich allmählich. Krämpfe entstehen keine – vermutlich infolge Lähmung der motorischen Endplatten.

Bekanntlich ist das Blut der Aale, in größeren Mengen eingenommen, für den Menschen giftig. Auch die Galle des Aals ist giftig. Die Wirkung von Sera aus Aalgift ist jenen der Schlangengifte ähnlich. Unter den Weichtieren gehört die Miesmuschel zu den Giftträgern. Sie verfügt über ein curarinähnliches Gift, das zur Herzlähmung führt.

Noch relativ wenig untersucht sind die Spinnengifte. Neben den Schlangen sind sie in den Tropen die wichtigsten Gifttiere. Während man die Schlangen der ganzen Welt gründlich untersuchte, vernachlässigte man die mehrere tausend Arten von Spinnen, die zoologisch noch nicht genau klassifiziert wurden.

Die giftigste Spinne, als Schwarze Witwe bekannt, ist nur bis gegen eineinhalb Zentimeter lang. Die Riesenspinnen sind dem Menschen weniger gefährlich, wenn auch der Tarantelbiß in Mittelamerika und dem südlichen Nordamerika für Kinder lebensgefährlich werden kann. Ich hatte während dreier Jahre in Mexikos Hochebenen öfter Taranteln angetroffen und sie zu reizen versucht. Sie nahmen Angriffstellung ein, ohne aber anzuspringen. Ihr Wunsch schien auf Flucht konzentriert zu sein. In Afrika hatte ich oft Taranteln in meinen Wohnhütten, die ich in Ruhe ließ (sie mich auch). »Wie von der Tarantel gebissen«, lautet ein Ausspruch. Im Mittelalter sprach man scheinbar oft vom Tarantismus – Tanzwut *(Chorea saltatoria)* – als Folge des Tarantelbisses. Die Bisse unserer Kreuzspinne sind auf jeden Fall harmlos, wenn sie auch ein Gift enthält, das, bei hoher Konzentration auf Kleintiere angewandt, wirken mag.

Die bis sieben Zentimeter lange sogenannte Vogelspinne der Tropen verfügt über ein großes Giftquantum. Es reicht scheinbar nur selten aus, um Menschen umzubringen.

Die Serumtherapie, in der man von Toxinen und Antitoxinen als von Giften und Gegengiften und »Spezifität« der Serumwirkung spricht, wurde erschüttert durch Beobachtungen an Skorpionengiften. Man stellte fest, daß Menschen, die ein Serum gegen Kobragift eingespritzt erhalten hatten, gegen den Stich giftiger Skorpione immun waren – und umgekehrt in Fällen von Vipernbissen bei Personen, die mit Skorpiongift-Sera injiziert worden waren. Ich selber hatte in Äthiopien einen Fall erlebt, in dem eine ältere Frau von einer Biene gestochen worden war und im Sterben lag, als ein italienischer Arzt ihr in der Not einfach ein Skorpionserum einspritzte, da er keinen anderen Ausweg wußte. Die Frau genas. Solche Beobachtungen werden also zu einer Revision der Seratherapie führen können.

Zu den »klassischen« Gifttieren gehört der Skorpion, ein Gliederfüßler, der uns als hartes Wesen erscheint und dabei weich wie Gummi anzufühlen ist. Er muß sich durch sein Gift gegen viele Feinde schützen. Ich wurde in Südmexiko von einem Skorpion gestochen. Ein seltsames Kräuseln auf den Lippen, ein Lähmungsvorgang, der von der getroffenen Ferse zuerst einseitig bis in einen Arm, dann anderseitig hochstieg, Nakkensteife – waren die Folgen im Ablauf etwa zweier Stunden. Indianer gaben mir dann heißen Kakao, der die Lähmung sehr rasch zurückgehen ließ. In Mardin, einer Stadt im Osten Anatoliens, erlebte ich, wie Jagd auf den gelben Riesenskorpion gemacht wurde. Die Bevölkerung hatte Jahrzehnte mit diesen Tieren zusammengelebt, bis endlich eine Prämie von etwa zwanzig Pfennigen je Skorpion durch die Regierung bezahlt wurde. Innerhalb einiger Tage gab es in ganz Mardin keinen Skorpion mehr.

Im Hochland des westlichen Mexiko fand ich unter fast allen größeren Steinen der Kaktussteppe einen eher kleinen – vielleicht drei Zentimeter langen – bräunlichen Skorpion. Erst in der Stadt Durango, der Hauptstadt des gleichnamigen Bundesstaates, fiel mir auf, daß es eine Reihe hellerleuchteter Rotkreuzlokale gab, die die ganze Nacht hindurch aktionsfähig waren. Es waren »Skorpion-Hilfsstellen«! Wenn man vom

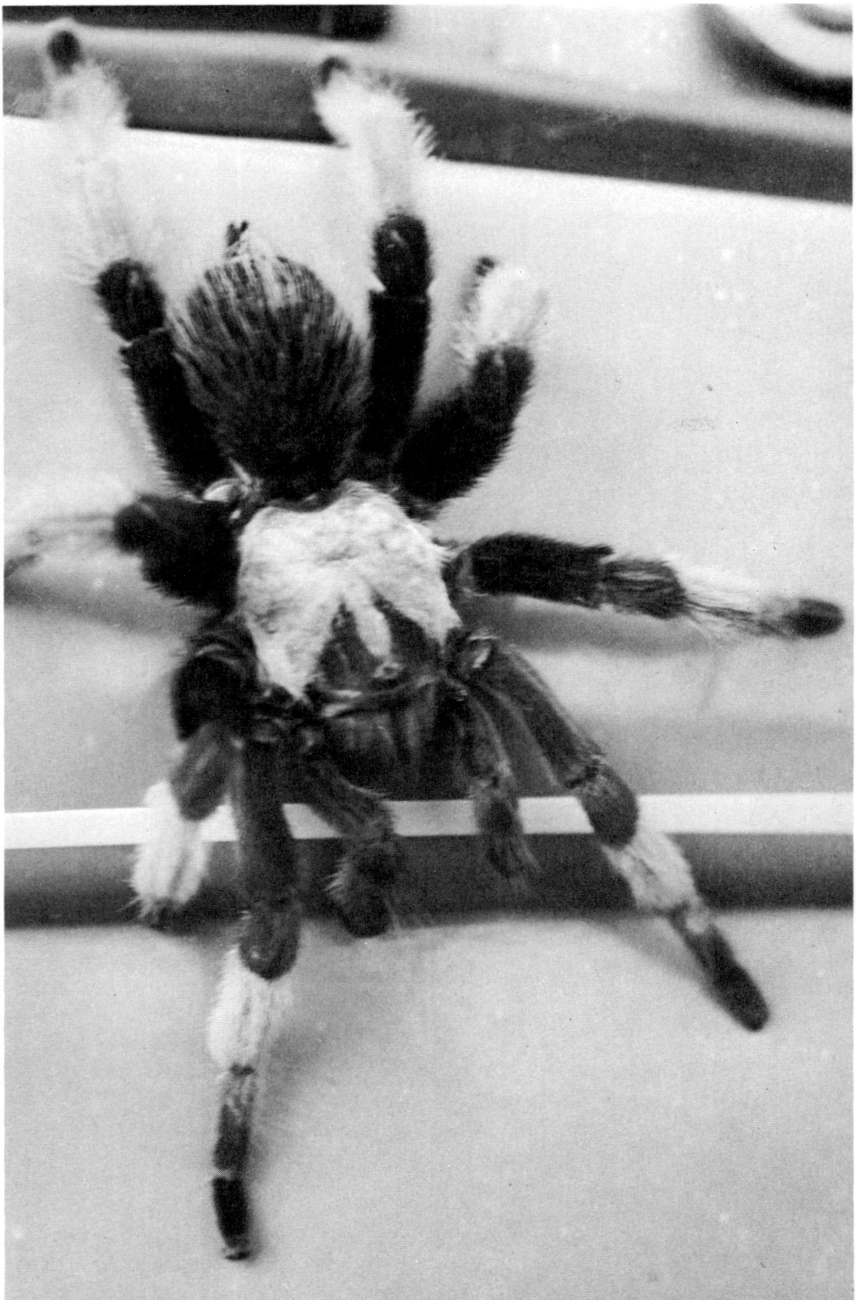

Skorpion dieser Gegend gestochen wird, tut man gut, sich möglichst rasch ein Serum injizieren zu lassen. Vor allem für Kinder ist die Giftmenge, die der Skorpionstachel unter Druck ins Opfer hineinpreßt, genügend groß, um tödlich zu wirken. Jährlich starben früher Hunderte von Menschen in dieser Gegend an Skorpionstichen. Und Tausende wurden während längerer Zeit schmerzhaft gelähmt. Die größten Skorpione, denen ich in Afrika und Hinterindien begegnete, maßen gegen zwanzig Zentimeter – ein unheimlicher Anblick, ich gestehe es. Ob sie uns eines Tages ein Medikament vermitteln werden?

Ein anderer Giftträger, der des Menschen Phantasie erregen kann, sind die tropischen Tausendfüßler, die bis zu einem drittel Meter lang werden können. Ihr Biß erzeugt Fieber, Durchfälle und Schweißausbruch. Todesfälle sind meist auf das Zusammenwirken mit bestimmten Krankheiten, an denen das gebissene Opfer schon leidet, verbunden. Bei Untersuchungen von Giftwirkungen müssen schon vorhandene Leiden natürlich immer mit eingerechnet werden.

Über das Bienengift gibt es eine ausführliche, erschöpfende Literatur. Persönlich habe ich nur in Nordwestchina festgestellt, daß chinesische Bienen die von einem Missionar eingeführten europäischen Bienen sofort umbrachten. Und vor winzigen Bienen in Nordwest-Äthiopien nahm ich mich in acht. Denn ihr Stich führt sehr leicht zum Tod.

Viele Forscher verwenden Bienengift gegen Rheuma, sogar gegen Herzkomplikationen, die durch Gelenkrheumatismus hervorgerufen werden. Wir sehen aus diesen Ansätzen, daß wieder einmal ein Gift zu einem Medikament werden könnte.

Daß es auch giftige Schmetterlinge gibt, muß betrüben. Vor allem sind es die Raupen, die sich ihres Giftes passiv oder aktiv bedienen und vor allem auf die menschliche Haut ätzend wirken (Ameisensäure).

Daß es giftige Käfer gibt, wissen wir schon lange. Chemisch untersucht wurde aber vorwiegend erst das Kantharidin der Pflasterkäfer – berühmtestes Mitglied dieser Familie ist die Spanische Fliege *(Lytta vesicatoria L.)* –, das in unseren Apotheken als »Cantharides« zu finden ist.

Schon Aristoteles erwähnte die Kanthariden, und Plinius wußte von deren Heilkraft und Giftigkeit zu berichten. Im Altertum soll das Gift dieses Käfers schon anstelle des Schierlingsbechers verabreicht worden sein. Man verwendete es auch in Liebestränken, als Diuretikum bei Krankheiten der Harnwege, gegen Gicht, Bronchitis und in Verbindung mit Gold sogar gegen Tuberkulose. In Frankreich, wo der Käfer auch vorkommt, gehörte er ins Repetitorium der Giftmischerinnen. Mancher Giftmord geht darauf zurück.

Wir finden also in Eintracht tierische und pflanzliche Gifte in der Retorte des Chemikers. Ein Gramm Kantharidin kann 5000 Menschen krank machen, 20000 Kaninchen oder 100 Igel. Die tödliche Dosis von Kantharidin ist bei einem Gramm: 300 Menschen, 500 Kaninchen oder 15 Igel.

An diesem Beispiel können wir drastisch erkennen, in welchem Ausmaß Tierver-

Im südlichen Nordamerika und in Mexiko kann der Biß der Tarantel für Kinder lebensgefährlich sein. Die giftigste Spinne, die Schwarze Witwe, ist ein Zwerg im Vergleich zur Tarantel, aber durch ihr tödlich wirkendes Gift geschützt.

suche, auf den Menschen bezogen, einer Korrektur bedürfen.

Auch der Maikäfer enthält Kantharidin wie der Rosenkäfer, der in Äthiopien pulverisiert gegen die Tollwut der Hunde therapeutisch verwendet wird.

Die Buschmänner bedienen sich einer Käferlarve *(Diamphidia locusta)* zur Bereitung eines eiweißhaltigen Giftes, das eher langsam tötet, und zwar durch Lähmung. Es wurde gegen dieses Gift ein Immunserum entwickelt.

Wir können die Serie der giftigen Vertreter der Tierwelt noch lange fortsetzen: Schnecken, Fliegen, Fliegenlarven, Krebse, Plattwürmer, Bandwürmer, Rundwürmer, Ringelwürmer (sogar der Regenwurm), Seesterne, Seeigel, Seegurken, Nesseltierchen und Medusen. Es gibt in den tropischen Meeren Riesenmedusen *(Jelly fish)*, die durch ihre Nesselfäden ein Hypnotoxin ausscheiden. Neben dem sogenannten Thelassin enthält dieses Gift noch eine Substanz, die als Kongestin isoliert wurde. Zwei Milligramm pro Kilo Körpergewicht töteten Hunde innerhalb eines Tages. Wir könnten uns leicht vorstellen, daß im Kreis der Tierwelt der tiefen tropischen Meere noch manches Lebewesen existiert, das für den Menschen – möglicherweise nach entsprechender Umwandlung in der Retorte – wertvolle Medikamente bereithält. Der kurze Einblick in die Welt der tierischen Gifte mag daher nicht nur abschrecken und warnen, sondern auch Hoffnungen wekken.

Wenn ich in diesem Schlußabschnitt auch auf Gifte eingegangen bin, die in der Medizin keine – oder noch keine – Anwendung gefunden haben, so ist dies nicht ohne einen Hintergedanken geschehen. Anhand einiger weniger Beispiele konnte aufgezeigt werden, daß uns vom Schöpfer unserer Welt eine Apotheke mitgeliefert wurde, die zu ergänzen unsere Aufgabe ist. Vielleicht werden wir künftig auch tierische Gifte aufmerksamer untersuchen, um sie in den Dienst einer leidenden Menschheit zu stellen. Wir kennen den alten Spruch vom Bösen, das doch Gutes schafft – unter anderem: ein verlängertes Leben.

Literatur

Aus einem äußerst umfangreichen Schrifttum wird hier vor allem auf Monographien hingewiesen, die mit unserem eher eng umschriebenen Thema zusammenhängen. In diesen finden sich teilweise sehr umfassende Bibliographien, die als Ergänzung der hier gemachten Angaben gelten mögen.

Bäumler, E., und D. Gericke, *Medizin*. Darmstadt 1970.

Barell, E., *Compendium Roche*. Hrsg. v. F. Hoffmann-La Roche & Co. AG, Basel 1948.

Bernardi, L., und P.-A. Robert, *Fleurs Tropicales, Amérique-Latine*. Neuchâtel 1966.

Biard, *Deux Années au Brésil*. Paris 1862.

Bisse und Stiche einiger Gifttiere. Hrsg. v. Sandoz AG, Basel o. J.

Blohm, H., *Poisonous Plants of Venezuela*. Stuttgart 1962.

Cendrero, O., *Botánica*. Mexiko 1957.

Daily, J. W., und W. Myers, *Panamerican Frogs*. In: *Science* vom 19. 5.1967.

Dewèvre, A., *Les Strophanthus du Congo*. In: *Journal de Pharmacie d'Anvers, 50* (1894).

Edens, E., und H. Weese, *Die medikamentöse Behandlung der unregelmäßigen Herztätigkeit*. Leipzig 1944.

Engler, A., *Monographien afrikanischer Pflanzenfamilien und Gattungen*. VII. *Strophantus*. Leipzig 1903.

Engwicht, O., *Der Gifthandel*. Berlin/Leipzig 1940.

Fontaine, P., *La Magie chez les Noirs*. Paris 1949.

Fraenkel, A., und R. Thauer, *Strophantin-Therapie*. Berlin 1933.

Henkel, J. B., *Handbuch der Giftlehre*. Braunschweig 1862.

Humboldt, A. v., *Buch der Reisen und Entdeckungen*. Leipzig 1876.

Jucker, E., *Arzneimittel pflanzlichen Ursprungs*. In: *Mitteilungen der Volkshochschule Zürich*, 27.

Kerharo, J., und J. G. Adam, *Les Plantes Médicinales, Toxiques et Magiques des Niominka et des Socé des Iles du Saloum (Sénégal)*. Basel 1964.

Kerharo, J., und A. Bouquet, *Plantes Médicinales et Toxiques de la Côte d'Ivoire-Haute-Volta*. Paris 1950.

–, *Sorciers, Féticheurs et Guérisseurs de la Côte d'Ivoire-Haute-Volta*. Paris 1950.

Klepzig, H., *Herz- und Gefäßkrankheiten*. Stuttgart 1969.

Koch-Isenburg, L., *Der »Pflanzen-Brehm«*. Stuttgart 1958.

Krukoff, B. A., und R. Letouzey, *Contribution à la Connaissance du Genre Strophantus au Cameroun Français et au Gabon*. In: *R.I.B.A.*, 329/350 (1950).

Latham, M., *Capturing Strange Creatures in Colombia*. In: *National Geographic Magazine*, 129 (1966).

Leuenberger, H., *Habari gani Afrika*. Zürich 1954.

–, *Die Stunde des Schwarzen Mannes*. München 1960.

–, *Zauberdrogen*. Stuttgart 1969.

Liste der Alkaloide und Glykoside. Hrsg. v. E. Merck. Darmstadt o. J.

Maimonides, M., *Traité des Poisons*. Paris 1935.

Martinez, M., *Las Plantas mas Utiles de la Republica Mexicana*. Mexiko 1928.

Merz, K. W., Grundlagen der Pharmakologie. Stuttgart 1945.
Modell, W., und A. Lansing. *Medikamente und Drogen.* Reinbek 1971.
Pobéguin, H., *Les Plantes Médicinales de la Guinée.* Paris 1912.
Protokoll der UNO-Tagung über Herz- und Kreislaufkrankheiten vom 7. 4. 1972. Genf 1972.
Reichstein, T., *Chemische Rassen in Acokanthera.* In: *Planta Medica,* 4 (1965).
–, *Giriama-Pfeilgift.* In: *Helvetica Chimica Acta,* Vol. XLI (1958).
–, *Die Glykoside der Samen von Acokanthera schimperi. Untersuchungen der Pflanzen aus Erythräa.* In: *Helvetica Chimica Acta,* Vol. XL (1957).
Santé du Monde, Mai 1970, August/September 1970, Mai 1971, Februar/März 1972.
Smith, P., *Ein Gift zum Wohle der Menschheit. Die Entwicklung der Anästhesie.* Köln 1971.
Vom Strophantin zum Kobetin. Hrsg. v. C. F. Boehringer & Söhne GmbH, Mannheim o. J.
Taylor, N., *Plant Drugs that Changed the World.* New York 1965.
Thorwald, J., *Macht und Geheimnis der frühen Ärzte. Ägypten, Babylonien, Indien, China, Mexiko, Peru.* München 1962.
Toxopeus, H. J., *Verdere Gegevens over de Biologie van de vruchtvorming bij Strophantus gratus.* Buitenzorg 1948.
Visser Smits, D. de, *Strophantus Gratus.* In: *Indonesian Journal for Natural Science.* Bandung 1951.
Vogt, Ph. Fr. W., *Lehrbuch der Pharmakodynamik.* Wien 1831.
Waser, P. G., *Calebassen Curare.* In: *Helvetica Physiologica et Pharmacologica Acta,* Suppl. VIII. Basel 1953.
–, *Die Pharmakologie der Calebassenalkaloide.* In: *Bulletin der Schweiz. Akademie der Medizin. Wiss.,* Vol. 22 (1966).
Withering, W., *An Account of the Foxglove* (deutsch). Hrsg. v. C. F. Boehringer & Söhne GmbH, Mannheim o. J.

Bildquellen

Peter Heman, Basel: 26
H. Hess, Basel: 28, 30 (unten)
Hans Leuenberger, Grandson: 6, 11, 15, 25, 31, 32, 37, 41, 47, 48, 49, 53, 64, 67, 73, 79, 87, 91, 103, 112
Tadeus Reichstein: 27 (unten), 29, 30 (oben)